U0294976

爸妈有远见
孩子不近视

陈庆丰 王新梅◎著

梁述光◎插图

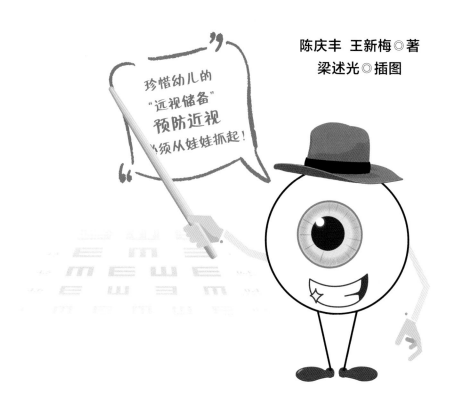

珍惜幼儿的"远视储备"预防近视必须从娃娃抓起！

人民卫生出版社

图书在版编目（CIP）数据

爸妈有远见 孩子不近视/陈庆丰，王新梅著 . —
北京：人民卫生出版社，2019

ISBN 978-7-117-28281-9

Ⅰ.①爸… Ⅱ.①陈… ②王… Ⅲ.①青少年—近视
—防治 Ⅳ.①R778.1

中国版本图书馆 CIP 数据核字（2019）第 046780 号

人卫智网 www.ipmph.com 医学教育、学术、考试、健康，购书智慧智能综合服务平台
人卫官网 www.pmph.com 人卫官方资讯发布平台

爸妈有远见 孩子不近视

策划编辑　周　宁
整体设计　李　娜　尹　岩　赵　丽
著　　者　陈庆丰　王新梅
出版发行　人民卫生出版社（中继线 010-59780011）
地　　址　北京市朝阳区潘家园南里 19 号
邮　　编　100021
E - mail　pmph @ pmph.com
购书热线　010-59787592　010-59787584　010-65264830

印　　刷　北京顶佳世纪印刷有限公司
经　　销　新华书店
开　　本　710×1000　1/16　　印张：10
字　　数　106 千字
版　　次　2019 年 4 月第 1 版　　2022 年 11 月第 1 版第 9 次印刷
标准书号　ISBN 978-7-117-28281-9
定　　价　49.00 元

打击盗版举报电话：010-59787491　　E-mail：WQ @ pmph.com
（凡属印装质量问题请与本社市场营销中心联系退换）

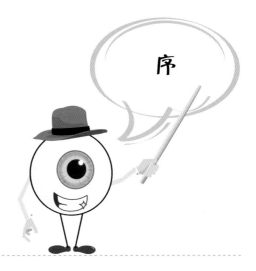

序

王宁利教授

首都医科大学附属北京同仁医院眼科中心主任（原院长）

全国防盲技术指导组组长

中国医师协会眼科学分会会长

亚太眼科学会主席

国家儿童青少年视力健康管理专家咨询委员会主任委员

　　受作者托付，认真阅读了陈庆丰和王新梅所著的《爸妈有远见 孩子不近视》一书。阅完后对陈庆丰院长有了新的了解。他是一名脚踏实地、工作在近视防控一线的视光专家，在实践中了解到青少年及家长在近视防控方面知道什么、不知道什么、应该知道什么。立足于以上问题，作者从家长和孩子的角度思考，撰写了一部读者真正需要及时阅读的书，另外，此书编排采用了图文并茂、有问有答的形式，既有启发性又通俗易懂，具有很强的实践操作性和普及性，相信这样的科普书一定会受到大家的喜爱。

从书的内容可以看出作者阅读了许多文献，并将最新的研究结果用通俗易懂的语言告知了读者，这样的工作是一种创造性工作，是要花费大量的时间和精力的，如果没有热爱近视防控工作的一腔热情是很难做到这一点的。书中的绘画采用卡通模式很招青少年甚至家长的喜欢。绘画既保持了科学性，又具有概括性，并吸收了传统医学中的一些表现手法，书中风格协调统一、设计精美的插图本身就是一种科普绘画的艺术作品，这些绘画使此书的表达力大幅度提升。

近视是知识竞争性社会的产物。近视防控应该是社会共同关注的一件事业，不久前国家八部委推出的《综合防控儿童青少年近视实施方案》里，要求学校、学生、家长、卫生医疗部门行动起来投入到我国近视的防控中，减少近视对眼健康的危害。其中科普工作就是近视防控工作中一项极具意义的工作，科普投入少、产出大，通过提高学生、家长的知识水平和提升全社会近视防控的主动意识，一定能在近视眼防控工作中发挥它独特的作用。

感谢陈庆丰院长和王新梅医生无私奉献投身于近视防控工作，倾心付出智慧和精力，也期望新书成为青少年、家长及老师们近视防控工作的良师益友。

青少年近视的防控是一项全国性工作，也真诚希望我国眼科及视光科专家能利用好科普这一利器，为我国近视防控做出自己的贡献。

最后，祝愿我们的孩子们健康快乐成长！守护好孩子的眼睛，也是守护好我们的未来。

王宁利于北京

2019 年 3 月 9 日

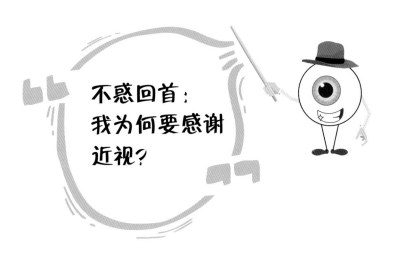

不惑回首：我为何要感谢近视？

（一）我的工作，我的路

从事一线近视防控和矫治工作二十多年来，我见证了我国儿童青少年的近视从鲜有发生发展到如今普遍高发且低龄化的全过程，其中有太多的故事，令我感触颇深。

"医生，为什么我的孩子这么小就近视了？"

"近视能不能治好？"

"有什么办法可以控制近视不发展？"

"我孩子的近视以后可以做手术治好吗？"

面对孩子小小年纪就出现视力下降，家长们无不焦急万分，各种各样的困惑纷至沓来。他们通过网络搜索，向医生、验光师等专业人士咨询，得到的答案也是五花八门，莫衷一是。每当看到一双双稚嫩的眼睛从此要躲到冰冷的镜片之后，我都会感到无比揪心。

很早以前我就发现：大部分家长并不了解近视的科普知识，完全缺乏预防意识，一旦发现问题，他们就找医生，希望在那里得到能一劳永逸的灵丹妙药，而与此同时，他们自己则在焦虑和内疚中重复着以往的错误。

每逢这种情况，我不得不对家长进行安抚和宣教，同时也想，要是有这么一本书，能帮助家长彻底弄懂近视，完全弄明白有效的防控方法，再无困惑，那该多好！我也曾推荐过一些科普图书，但不是理论性太强，就是太偏重治疗而轻预防，总觉难以发挥真正的作用。

孩子的近视，真的防不胜防吗？

2008年，跟很多小朋友一样，我8岁的大儿子也发生了近视，而且度数不断加深，难以控制。这时我才意识到，防控近视更大的难点不在于医学技术，首先在于如何面对一系列成长的问题：

在学业的竞争性压力下，孩子和家长怎样才能避开题海战术的一轮轮洗礼？

"不让我玩手机，那我玩什么？"面对爸妈的劝说，孩子非但都不听，还振振有词，家长该如何应对？

另外，都知道户外活动是预防近视的"特效药"，但孩子更愿意做"宅男宅女"，家长又有什么招？

倍感痛苦之余，我不得不去探索眼视光技术之外的领域：教育、行为、情绪、亲子关系、沟通效能……通过研究，我很快认识到，如果亲子关系不佳，大部分的防控措施就会变成一纸空文！如果总担心孩子"输在起跑线上"，再好的方法也会显得苍白无力。在那段特殊的日子里，我无比感谢我的妻子和大儿子，全家人为了守护光明，做出了不懈的努力，我们分别从眼视光学矫治、行为习惯培养和亲子关系改善等方面入手，携手走过一条艰辛而漫长的成长之路。功夫不负有心人，付出终获回报，大儿子八年间总共才加深了75度（−0.75D），更意外的惊喜是：我们开始彼此接纳，生活日渐美好（为此，我总结了一篇心得文章《为什么要感谢近视》，在本书第四章有分享）。

这段特殊经历让我确信：孩子不近视，真的可以做到！防控近视，爸妈可以做得更好！

为了更好地帮助孩子们，我开始在工作中融入人文关怀的精神，倡导"人文眼视光诊疗"的理念（本书第六章中有专门介绍），主张"既要关心孩子的近视，更要关心近视的孩子"，并在二十多家门诊机构推广应用，我们除了提供传统的眼视光矫治服务之外，还对孩子的行为习惯进行跟踪督导，必要时还提供沙盘游戏、心理咨询、亲子关系辅导等协助，这些综合方案很受家长孩子们的认可，与单纯使用技术手段相比，防控效果也显著提升。我发现，尽管每个孩子都承受着不同程度的学习压力，但只要愿意改变，用心去做，大部分人都可以做得更好：很多家长因此学会保护幼儿的"远视储备"，为孩子存入了更多的预防近视的"本钱"；很多小学生的家长改变了陪伴方式，让孩子做到了不近视；很多中学生在综合措施的保护下，做到了不近视或低近视！

由于我平时不拘角色和风格，所以找我的家长也越来越多。后来不得不开放双休日的预约号，下了班还经常要回复微信，有些应接不暇。甚至有家长开门见山："今天我没带孩子来，只想咨询亲子关系问题。"我颇感为难，但也难以拒绝。我懂得他们的苦恼，也深知这些与近视不无关系。于是，常有人提议："陈院长，你何不把这些独特的经历和经验写出来呢？或许能够帮助到更多的人。"这些鼓励给了我信心。

2018年9月，我的小儿子乐乐也正式入学了。我也用同样的方法来指导孩子养成良好的用眼行为习惯，努力在完成课业和保护视力之间寻找平衡。有一天"小萌娃"闹起小情绪："老师说，只有写在书上的东西才是有用的。"护犊心切的我勇气陡增："好，那爸爸写书给你看！"

其实早在2018年年初，我就开始谋划此事、整理素材，打算分别站在科普、家长、孩子、亲子关系、学校、医生等六个角度来构思预防近视的"导航图"，正式启动写作计划。

在我努力完成初稿时，欣逢社会上掀起了全民防近视的热潮，2018年8月28日习近平总书记对我国的学生近视防控工作做出重要指示，要求："共同呵护好孩子的眼睛，让他们拥有一个光明的未来！"随后，国家卫健委和教育部等相继出台重磅文件，规定把学生近视率作为政府绩效考核的指标进行依法问责。其中要求学校为学生进行课业减负的强制措施非常具体，力度空前（本书第五章有详细解读）。

　　我深切地感受到，预防近视，迎来了最好的时机！有了政策保障和学校老师们的配合，孩子们"不近视、迟近视和低近视"的光明未来，更是指日可待！我为这一代的孩子感到由衷的高兴。

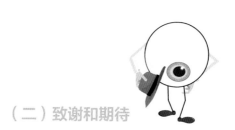

（二）致谢和期待

　　在此，我要特别感谢王新梅博士。在本书付梓之际，王博士百忙之中抽出宝贵的时间细读全文，提出了许多中肯的意见，并做了细致的修正，使本书在专业内容的表述上更加精准而严谨。王博士还慷慨地贡献自己的智慧，为科普部分做了一些必要的补充，进一步完善了本书的内容。

　　我希望通过我们的共同努力，使越来越多的家长彻底看清近视的真相和全貌，真正明白近视可防可控的事实，掌握科学有效的方法，及时行动起来，给予孩子有远见的爱，让孩子一生不近视。

　　最后，如果本书内容能引起我国的视光师、医师们的见仁见智，或"人文眼视光诊疗"的理念能为大家提供有益的借鉴，我将感到无比荣幸。同时，由于我的学识和水平非常有限，难免存在谬误或不足之处，故恳请前辈、同仁们不吝赐教，多提批评意见。在此衷心感谢！

陈庆丰

2019 年 1 月 10 日

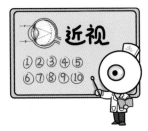

目录

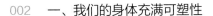

第一章 了解这十个真相，爸妈不再害怕近视

第二章 | 家长如何创造一个不近视的环境

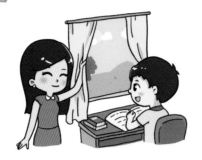

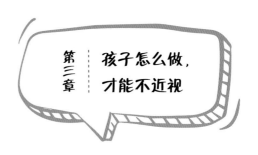

第三章　孩子怎么做，才能不近视

提示：本章内容适合儿童阅读
（或在爸妈的陪伴下阅读）

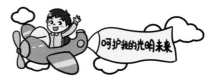

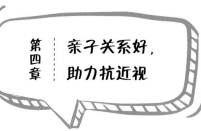

第四章 亲子关系好，助力抗近视

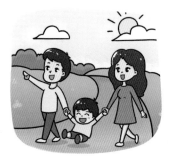

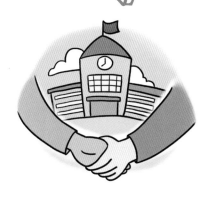

第五章 学校减负"十项措施",家校齐心来落实

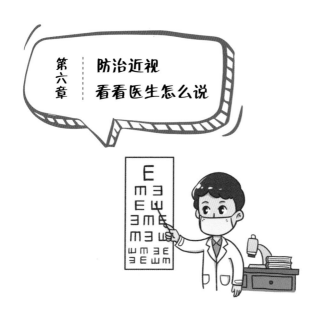

第六章　防治近视　看看医生怎么说

第
一
章

了解这十个真相，
爸妈不再害怕近视

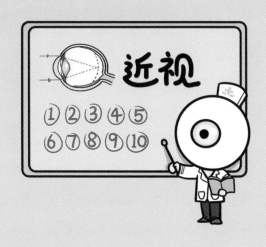

一、我们的身体充满可塑性

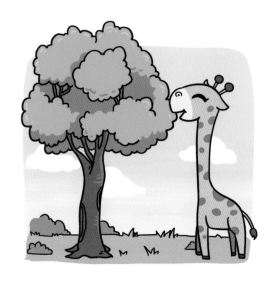

自然界有很多东西是稳定的，不具有可塑性，比如石头、玻璃等，基本不会因受外界环境的影响而容易变形。

而我们身体的可塑性就大多了，不仅可以顺应条件发生外形的变化，比如吃多了会长胖，也会为了维持稳定的状态，在身体内部发生一定的变化，比如生活在西藏的人有"高原红"，就是人体长期适应高原环境，发生的皮肤微环境的变化。再如，为了适应气温，热带地区的人鼻子多宽而平，寒冷地区的人鼻子则高而挺。不难看出，人体是个复杂精妙的机体，既受益于环境，也受制于环境。

我们的眼睛也是如此，过多受到近距离光线的支配，眼球的形状就可能发生变化，长度会拉长，严重时还会变得比正常的眼球更凸出。

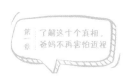

二、我们为什么能够看见公园里的花草

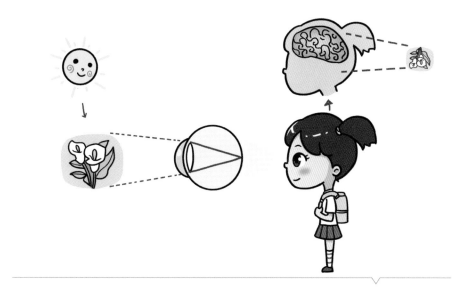

　　我们先来看看眼睛的工作原理。人体的功能要正常运转，需要多个组织相互配合，共同完成一项任务，还需要有一定的外界条件。

　　太阳光照射到花草后，反射的光线会进入眼睛，通过视觉感受器接收后，再传达到大脑进行感受和分析，于是我们能看见外面的花花草草。

　　花朵把大部分颜色的光吸收了，反射出来红色光，于是我们看见了红花；绿叶吸收了其他颜色的光，只反射出了绿色光，于是我们看到了绿草；若光线全被吸收，我们就看见黑色；若光线全被反射，我们就看见白色。

三、为什么我们能够看得清楚细节

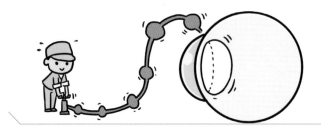

我们的眼球结构精密复杂，内部有很多个部件，这些部件就好比是照相机的光学镜片一样，当外面的光线进入眼睛时，会发生折射现象，最后形成焦点聚焦在视网膜上，于是，我们就可以把花草的细节都看得清清楚楚。

为了把远处和近处的事物看清楚，位于视网膜之前的那些部件就要加紧工作，不断调节。当看近处物体时，眼内的睫状肌通过收缩使"凸透镜"（晶状体）变凸增厚，提高折射能力，让近处的事物不会落在视网膜后面，而是正好落在视网膜上面，这样视网膜上的感光细胞才能看清近物。为了看清远处的事物，睫状肌会松弛下来，使晶状体变扁平，好让聚焦点正好落在视网膜上面，而不是视网膜前面，这样眼睛就能看清远处的事物，这个过程有点像照相机的自动变焦。

如果使劲，我就会变厚，凸透镜的度数就会变大
如果哪天失去弹性了，我也就"老花"了。

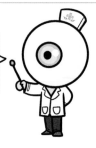

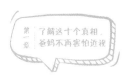
科普小贴士（一）

眼睛就像照相机

眼睛的工作原理和照相机很相似：

1. 角膜相当于镜头。

2. 晶状体＋睫状肌相当于自动对焦部分。

3. 瞳孔相当于光圈。

4. 视网膜相当于底片。

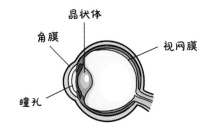

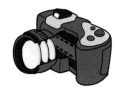

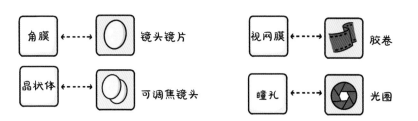

科普小贴士（二）

眼睛看清东西的三个基本条件

1. 光学通路正常：眼睛的相应结构（角膜、房水、晶体、玻璃体等）
   保持透明，光线能射入。

2. 屈光状态正常：光线射入眼内后能聚焦在视网膜黄斑中心凹上。

3. 整个视觉分析器正常：包括视网膜、视神经、大脑的视觉中枢等
   对视觉信息处理功能正常。

四、为什么古代人很少近视

经常有人问我："为什么古代人很少会得近视呢？"这是因为古代人主要生活在户外和阳光下，眼睛多用来看远处，远处的事物反射出来的光线接近于平行光线，眼睛内部可以在放松的情况下就把平行光聚焦到视网膜上，眼睛得到的信号是："我已经看清楚了，不要再生长。"于是，眼球长到24毫米后，就停止了生长，形成了正视眼。

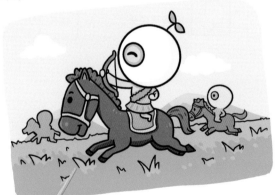

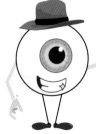

报告：
我已经看清楚了，我要求长到24mm的长度就停下来！

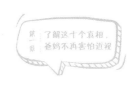

五、为什么现代人特别容易近视

如前所述，眼睛的进化跟人类数万年来多在户外生活、阳光下活动有着密切的关联。在古代，正视眼更有利于人们的生存需要（下图 1），到了现代则不然。随着现代人室内活动时间的不断增多，人工光源变得触目可见，眼睛的用途也发生了很大的改变：用眼越来越局限于房子里、屏幕前、车子里、教室里、书本前，抬头又是高楼大厦……。此时，近距离物像进入眼睛的光线不再是平行光线，而是发散光线，这就导致眼睛自身的"凸透镜"度数不够用，光线无法聚焦到视网膜上，很容易落到视网膜后面（下图 2）。为了看得清楚，眼睛只得让里面的"小凸透镜"，即晶状体通过变凸来助力聚焦（下图 3），眼睛的这种能力叫调节力。调节力也终归是有限的，眼睛会出现改变的倾向，它得到的信号是："我还不够长，请继续生长。"前面讲过，人体具有较强的可塑性。为了配合这种主要是看近处的状况，眼球长到 24 毫米后，只得继续生长，于是近视就产生了（下图 4）。眼轴每长 1 毫米就产生 300 度左右的近视。这样，看近处是清楚了，但是近视眼在看远方物体时，由于眼轴已经变长，平行光线只能聚集在视网膜之前，患者就会感到看东西模糊（下图 5）。

近视眼是如何产生的？

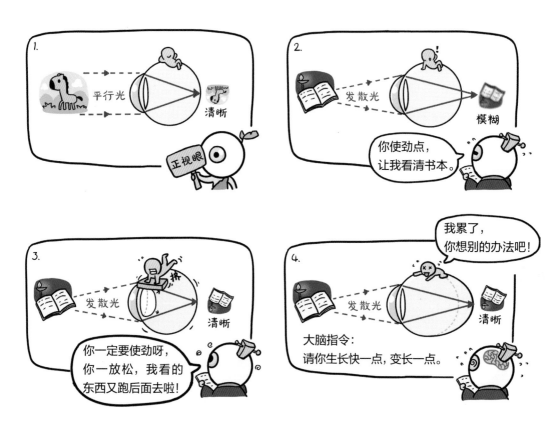

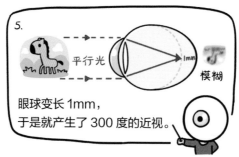

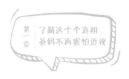

可见，单纯性近视和环境、生活方式息息相关，更像是人眼的选择或妥协的结果。因此，把古代人和现代人的眼睛做一下对比，我们会得到一个有趣的结果——得近视也并非完全没有"好处"。

	屈光状态	裸眼看远	裸眼看近	用途	优势	健康风险
古代人的眼睛	正视眼/远视眼为主	清楚	清楚，但用力（用力，指的是用调节力，下同）	适合看远（如打猎）	满足看远需要，如追捕猎物、防范自然界风险等	无
现代人的眼睛	近视眼为主	模糊	清楚，且不用力	适合看近（如操作电脑）	满足看近的需求（到老花年龄，低度近视在不用戴眼镜时仍能正常阅读、看电脑等）	近视度数过高，易发生并发症，严重者可致盲

最后，我们再来看看现在孩子的近视到底有多普遍？教育部调查显示，我国小学生近视率为 45.71%，初中生为 74.36%，高中生近视率高达 83.28%。专家一致认为，近视高发的最大原因是近距离用眼过度，对于中小学生来说，真正的"视力杀手"依次是：

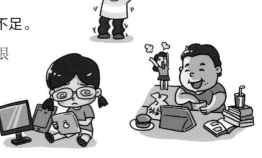

课业负担重；

过度用眼；

户外活动不够，体育锻炼不足。

其中，课业负担重，被很多专家认为是导致儿童青少年近视高发的首因。2014年经济合作与发展组织的一项报道显示，在上海，15岁青少年平均每周花14小时做作业，而在英国和美国，同龄孩子的每周作业时间分别为5个小时和6个小时，因此，近视和教育的相关性，一直备受研究人员的关注。

科普小贴士（三）

轴性近视、屈光性近视及病理性近视

1. 轴性近视：眼轴过长而产生的近视，也叫轴性近视。

2. 屈光性近视：由于眼角膜、晶状体屈光度数过大，或晶状体位置异常所引起的近视，被称为屈光性近视，其中包含曲率性近视、屈光指数性近视和位置性近视。

3. 病理性近视：按照有无病理变化，可以把近视分为单纯性近视和病理性近视。病理性近视多始于儿童期，近视进行性加深，发展快，至成年后相对静止或继续发展。眼轴明显变长，近视屈光度多大于6.00D。有明显眼底变性等眼器质性病变，视功能严重受损，矫正视力也低于正常，该病病因主要与遗传有关。

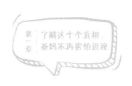

六、近视真的是整体"进化"现象吗

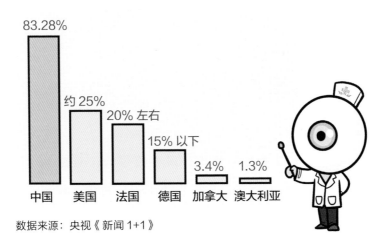

近年，世界部分国家青少年近视率

83.28%　约25%　20%左右　15%以下　3.4%　1.3%

中国　美国　法国　德国　加拿大　澳大利亚

数据来源：央视《新闻1+1》

　　教育部调查显示，当前，我国各学段学生近视率持续上升。如前所述，小学生近视率为 45.71%，初中生为 74.36%，高中生近视率高达 83.28%。国家卫生健康委通报，我国儿童青少年近视率已居世界第一，高度近视的并发症已经成为我国工作人群失明的第一大主因。可见，预防孩子的近视，已成为每个中国家长无法回避的重要使命。

　　有人说，近视是人类的整体"进化"现象，我们认为这种说法没有科学依据。在讨论这个问题之前，我们先看看国外青少年的近视率。

　　研究发现，澳大利亚的孩子移居中国学习生活，近视率马上升高。

同样，中国的孩子在澳大利亚定居学习，近视率会大大降低。1969年，科学家对居住在北极附近的土著因纽特人的生活方式变化的研究中发现，131位研究对象中，只有两位患有近视，但他们的子女超过半数都近视，可见近视与生活方式关系多么密切。

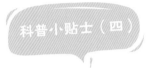

科普小贴士（四）

近视眼遗传吗

众所周知，近视也深受遗传因素的影响。研究显示，父母一方近视，下一代近视的概率为15%，父母双方都为近视，孩子的近视概率为26%，父母双方高度近视的，孩子的近视概率则高达40%～60%，且在近视后容易快速发展。极少数近视患者父母并没有近视，但患者某个与近视相关的基因发生突变，也可导致近视发生。遗传是内因，但近视的发生也很大程度受外因——即环境的影响。本书重点关注的是近视的可控因素，即后天环境。

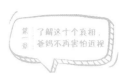

七、单纯性近视，并没有想象中的那么可怕

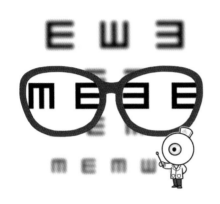

其实，近视很简单，也不可怕。

拿照相机来做比较，近视只是"焦距"没有对准，"胶卷"和"零部件"并没有损坏。把焦距调准（戴上眼镜），眼睛就完全可以正常使用。

误区 1：有孩子检查时发现裸眼视力只有 0.3，家长大惊失色："天啊，眼睛怎么这么瞎啊？"

释疑：别怕，孩子在 5 米远处只能看清 0.3 的图像，但走近一些就能看清楚，与正常眼并无区别，和"眼瞎"更是两码事。

误区 2：戴上眼镜后，天天担心近视加深、镜片加厚，造成了很大的心理负担。

释疑：别动不动就往最坏处想，如果孩子的学习和生活方式有所改变，在必要时采取一定的矫治措施，近视发展完全可以得到延缓，相关的成功案例有很多。

另外，眼球与身高一样，长到一定的年龄大多会停下来。而且深受遗传因素的影响，如果没有姚明的基因，你再努力也无法长到 2 米。因此，并不是人人都会轻易发展为高度近视。

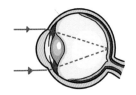

正常眼

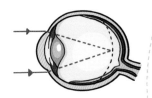

近视眼

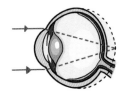

远视眼

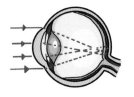

散光眼

散光是怎么回事

青少年的散光以先天性居多，度数一般不会加深。

正常的眼角膜表面呈球面形（如乒乓球的球面），散光眼的角膜呈椭圆面形（如橄榄球的球面），由于角膜不同方向的曲度不一致（少数散光的原因是晶状体曲度问题），导致了屈光力也不均等，光线不能聚集于一点，也就不能形成清晰的物像，这种情况称为散光。由于散光眼和眼轴长度没有直接关系，所以一般不会像近视一样持续发展。轻微的散光（一百度以内）如果没有症状，可以不予矫正。但是，有的散光（比如斜轴散光）容易引起视疲劳，还可能诱发假性近视、弱视、眼发育障碍等，所以首次配镜一定要进行扩瞳验光，精确测量，即使度数不高，也要给予充分矫正。

建议患有散光的孩子一定要找有经验的视光师来检查，以保证取得更好的效果。

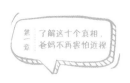
八、低度近视虽然不可怕，但影响也很大

低度近视算不上眼病，但早发性近视，对有的孩子，却有较大的影响。一旦发现孩子近视，家长要用心引导。

心理影响：有的孩子比较敏感，怕戴眼镜不好看，被取笑；也有的孩子总担心近视度数持续增长，造成了心理负担，这些情况容易影响孩子的自信心和人际交往。

生活影响：戴眼镜不方便，活动受限制。因为这个原因，有的孩子得近视后，变得更加不爱运动；而运动少，又进一步加剧孩子近视，由此形成了恶性循环。

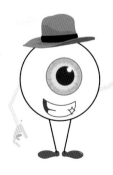

在本书的第三章会以生动有趣的插图来说明近视眼给生活带来的影响和种种尴尬场景。家长可以引导孩子一起阅读了解，以引起重视。

九、拒绝早发性近视：
得近视的年龄越小，问题越严重

14岁之前发生的近视，被称为早发性近视。小朋友的眼球稚嫩，尚未发育成熟，可塑性更强，得了近视后，度数容易持续加深，加之此时还有十多年的学业尚未完成，很难在控制近视和继续学业之间把握平衡，成年后很容易发展为高度近视。而高度近视最大的危害就是眼底并发症，它会严重危害眼睛健康！近期研究数据显示：高度近视（度数超过600度）引起的并发症（例如视网膜脱落、眼底病变等），已经成为我国工作人群失明的第一主因。

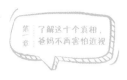

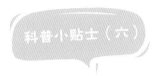

高度近视的危害

近视眼按度数分类，可分为低、中、高度近视。近视度数超过600度（－6.0D）为高度近视，高度近视的危害如下：

1. 矫正视力低下。眼睛发生器质性病变，视功能受损，也就是说戴上眼镜也可能达不到 1.0 的视力。

2. 并发症。与正常眼相比，高度近视眼发生眼底黄斑病变、视网膜裂孔、眼底出血、视网膜脱落、继发性白内障、青光眼的风险也要比正常眼高很多。

3. 易受伤。高度近视的眼轴很长，眼睛的视网膜会变得特别薄，运动中眼睛受伤的几率更大，进行跳水、蹦极、篮球、拳击这种比较激烈的运动项目要格外慎重，应尽量避免。

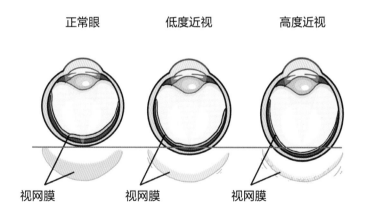

视网膜就像一张紧贴在眼底的"透明胶布"，如果眼底组织向后拉伸了，"胶布"就会变薄，眼底结构受损伤的风险随之加大。

十、警惕"近视潜伏期"，
0～6岁防近视意义重大

为什么防近视必须从娃娃抓起？因为小宝宝的眼球小，眼轴短，一般都是远视眼，而远视才是延缓孩子发生近视的"本钱"。随着年龄增长，小朋友的远视度数会慢慢变小，逐渐成为正视眼。如下表所示：

年龄	远视度数
3～5岁	＜200度（+2.00D）
6岁	150度（+1.50D）
7岁	125度（+1.25D）
8岁	100度（+1.00D）
9岁	75度（+0.75D）
10岁	50度（+0.50D）

资料引用自《中国实用眼科杂志》2010年11月第28卷第11期《儿童青少年正视化过程监测研究进展》作者：石一宁 孙烨

如果一个小朋友才到6岁，就只剩50度远视（+0.50D）了，那到了10岁时视力会怎样呢？

基本上会是早早耗尽远视的"本钱"，进而通过继续"透支"而早早变为负数（近视）。

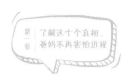

由此可见，近视眼从娃娃抓起何等重要！我们必须根据孩子的成长特点，在不同阶段抓住相应的护眼机会，由此达成可预期的三大目标：

不近视！

迟近视！

低近视！

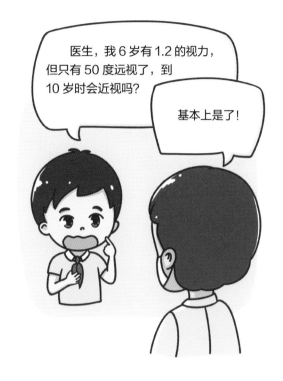

不近视：幼儿园是预防近视的关键期。这阶段要重点保护"远视储备"，为小学阶段预防近视争取更大的空间。同时，从幼儿时期开始就养成良好的用眼行为习惯，也必将受益终身。

迟近视：其次，小学生保护视力有良好的条件，在小学阶段争取不要发生近视。这个关口度过去了，到中学阶段，眼球可塑性会变小，发生近视的风险也随之变小。

低近视：再次，中学阶段如果发生了近视，要采用合适的矫治方案，控制近视度数加深，阻止其成为高度近视。

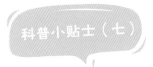

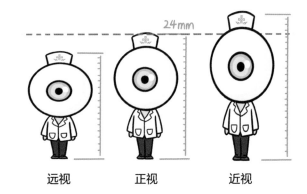

远视　　　　正视　　　　近视

关于"近视潜伏期"

在 0 ~ 6 岁的幼儿阶段，孩子的眼球生长得最快。这阶段要尽量控制近距离用眼，多进行户外阳光下活动，保护眼睛的自然生长。如果过早长时间近距离用眼，就容易刺激眼球生长，提早把"远视储备"耗尽，进入近视发生的临界状态（为了便于读者理解，笔者曾称其为"近视潜伏期"），到了小学阶段就极易发展为真性近视。

2017 年，笔者随机抽样近几年测量的 3 ~ 8 岁孩子的眼轴数据，把统计结果与 1985 年前后儿童眼轴标准值进行对照分析，发现 80% 以上的孩子眼轴长度超过了标准值，其中有 40% 左右已接近了"天花板"。基于上述结果，笔者在湖北省预防医学会视力健康专委会的学术会议上发表了《重视"近视潜伏期"——近视预防从幼儿园抓起的重大意义》，引起了与会专家们的高度重视。

最近几年，我国专家也形成共识：我国的小学生近视率之所以高达 45.71%，与早期教育过程中未重视保护视力有着密切联系。

所以，家长务必要把近视的"防线"往前移，尤其要重视孩子早期视力保护与健康。这个阶段保护好了，待正式入学后就会拥有更加强大的"抗近视能力"，有望一生不近视或迟近视。

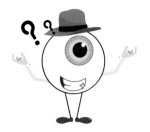

家长还有疑问，怎么办？

　　关于近视眼的科普知识，家长需要了解的，其实只有这些。这样看来，预防近视并不难，是不是？

　　当然，仍会有家长寄希望于医生，以为医生那里有灵丹妙药，药到病除，一劳永逸，因此，他们不断发问：

　　点眼药水有用吗？

　　推拿针灸有效果吗？

　　未来可以做手术治疗吗？

　　……

　　我在这里再次强调：单纯性近视不算病，治不好！想要预防近视，当务之急是抓住近视发生的源头，解决来自生活的各种问题：

　　家长如何在家里创造一个不近视的环境，言传身教协助孩子不近视？

　　孩子才是自身健康的第一责任人，他们要怎么做，才能不近视？

　　为何家长怎么说孩子都不听？如何在良好的亲子关系中成功落实各种预防措施？

　　既要好成绩，又要好视力，有办法做到吗？

　　……

　　对于家长们而言，比起如何治疗近视，这些问题更重要。等到全搞明白了，我们再来看看"医生怎么说"。

第二章　家长如何创造一个不近视的环境

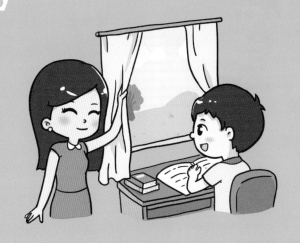

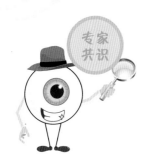

专家共识

一、珍惜幼儿的"远视储备",预防近视，必须从娃娃抓起

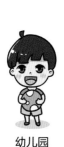
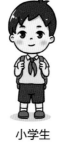
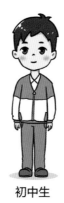

幼儿园　　小学生　　初中生

撑到初中不近视，未来光明没压力

通过前面的学习，我们知道，正常孩子的眼球出生时眼轴很短，多为远视眼，3岁时就可长到23mm，接近正常水平。此后继续生长，到了13～14岁即初中阶段，就生长放缓或停止，发育成熟。

所以，幼儿阶段的"远视储备"非常宝贵，此时开始保护视力，预防近视，就可以为小学阶段不近视争取空间。小学阶段课业负担尚轻，也是绝好的护眼时期（如多进行户外活动等）。这两个阶段抓好了，后面阶段即使学习压力加大，再发生近视的几率也会大大降低。

由此可见，对现在的孩子来说，预防近视，幼儿阶段才是源头，小学阶段是关键。处于这两个阶段的孩子，可塑性还很强，生活还没有形成固定的模式，家长若加以协助和引导，那么一生不近视，完全是有可能的。

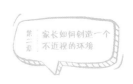
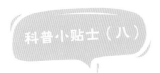

不要被1.0的视力欺骗了，"远视储备"才是防近视的"本钱"

　　眼睛视力最理想的发育过程如下图绿色线条所示：绿宝宝4岁拥有+2.25度的远视，之后随年龄增长而递减，到12岁转为正视眼，此后就有机会一生不近视。绿宝宝上面的"黄宝宝"和"红宝宝"则不然，虽然也曾有过1.0的视力，但由于远视消失过早，未来就会发展成近视。所以，他们需要进一步做眼轴、角膜曲率等眼科特检，预测未来发展趋势，提前介入干预措施。

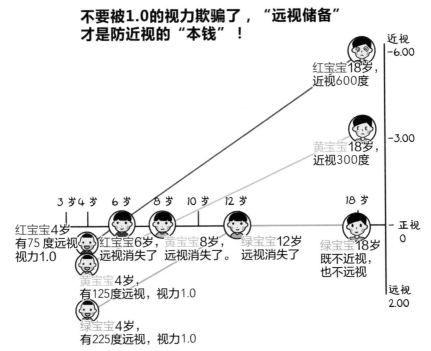

不要被1.0的视力欺骗了，"远视储备"才是防近视的"本钱"！

资料数据依据：《中国实用眼科杂志》2010年11月第28卷第11期《儿童青少年正视化过程监测研究进展》

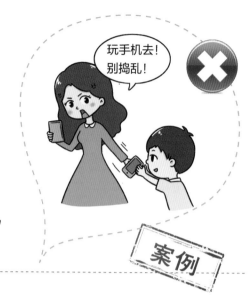

有害的"哄娃神器"

案例

2018年10月28日，我接诊了一名才上小学一年级的6岁小朋友，他反映最近看黑板不清楚，老师怀疑有近视，要求进一步检查。在我门诊最终确诊为近视250度（-2.50D），眼轴长度已经超过成人水平。孩子爸爸感到无比震惊：我们父母都没有近视，而且孩子才上小学一年级，哪来的近视？

在进一步的问诊中，我了解到孩子的爸爸非常喜欢玩手机游戏，而且常常当着孩子的面毫无节制地玩。于是，孩子在幼儿阶段就玩起了手机。爸妈不仅不制止，还把手机当成了"哄娃神器"，稍有哭闹就满足他，有时甚至一家人围着一个手机玩，不亦乐乎。他们以为，现在娃娃的视力好，等上了小学再防近视也不迟。

他们做梦也没想到，幼儿阶段才是预防近视的黄金时机，更没听闻过"远视储备"之说。当孩子的爸爸知道孩子的近视在幼儿园时期就已悄悄萌芽，现在的近视源于幼儿期的眼睛"早熟"，感到无比内疚，妈妈更是泪流满面。

我给他们讲了很多相关知识，也提供了相应的帮助。他们进行了严肃地反思，全家人当场痛下决心，以后再也不玩手机。孩子父母更是承诺，和孩子在一起时，就把手机藏在看不见的地方，在一家人共处时，尽量多分享有趣话题和户外活动。

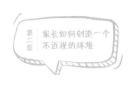

新的
探索

二、好成绩和好视力，
如何做到两不误

这么多年来，我国儿童的近视为什么一直防不住？

教育专家认为，最主要的原因还是课业负担过重！人类的文明成果传承到这一代，积累的知识越来越多：语文、数学、外语、化学、物理、生物、历史、地理、政治、体育、计算机、网络……而且越来越深奥，这么庞大的"库存"都需要孩子们来消化和承载。在高考的指挥棒下，每个孩子都要面对沉重的学习压力。

2018 年 9 月 14 日，中央电视台《新闻 1+1》就我国的近视问题做了深度访谈，节目中，教育专家一针见血地指出：我国近视的高发和低龄化问题的重要原因在于应试教育和高考压力。

面对分数竞争，很多家长提早做出过度反应：孩子在幼儿园就接受"小学化"教育；从小学开始就特别关心考试成绩和排名，生怕输在起跑线；从初中起就只关心学习成绩了，孩子一拿起书本，家长就眉开眼笑，一出门玩耍，就开始忧心忡忡。

……

幼儿园和小学阶段既是培养学习兴趣的关键期，又是保护眼睛预防近视的黄金时机，这个时候，如何做到提高学习成绩和保护视力二者兼顾呢？《新闻 1+1》抛出了一个耐人寻味的话题：

治孩子近视，家长如何"远视"？

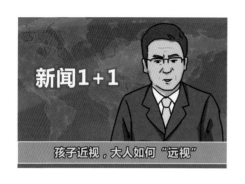

新华社也随声附和，发表新华时评文章《控近视，要先治"短视"》。

教育专家开始反思：当家长们从个别"抢跑"演变成"集体抢跑"后，对孩子一生的健康成长会带来什么样的影响呢？为什么中国的教材从小学一年级开始就这么难？这到底是孩子们成长的需要，还是家长间竞争的结果？

有一种现象引起了专家们的研究兴趣：一些国家的幼儿教育和小学教育与我们的幼小教育着力点有所不同，首先，学校和家庭把孩子的安全和健康教育放在首位；其次，注重孩子的规则教育和修养教育；最后才是孩子的知识教育。通过学校教育，让孩子学习诚信和负责任；鼓励体育运动和团队合作活动；让孩子们亲近大自然，使他们对未知的世界保留最初的好奇心。此时，家长和老师通常扮演引导者和旁观者的角色，尽管这样培养出来的孩子的解题能力和考试成绩远远不如中国孩子，但家长们并不担心"输在起跑线上"，这些孩子会在高中阶段开始发力，在大学阶段奋起追赶，如饥似渴地吸收人类文明积累下来的成果，并形成独立思考的习惯，走上社会，很多方面反而超越了我们的孩子。

面对"近视"，很多人开始反思，到底要相信"赢在起跑线"，还是要争取"赢在终点"？

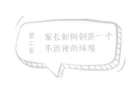

调查研究发现，随着社会对人才的综合素质和多样化需求越来越高，很多家长的观念开始更新。他们不再担心"输在起跑线"（尤其在幼儿和小学阶段），也不羡慕"抢跑"的孩子。他们有了坚定的信念：身心健康才是最好的人生起跑线；保持浓厚的学习兴趣才能使人生"跑"得更远。他们在尊重学习任务硬指标的大框架下，把亲子互动空间发挥到上限，体谅孩子的学习辛苦，用心地在家创造不近视的环境。

结果显示，这样的做法常常可以收获到意想不到的效果：孩子普遍比较自信、阳光和负责任，学习效率也明显提高，成绩普遍不差，近视率也明显低于其他孩子。

可见，即使大环境暂时无法改变，家长仍然可以做得更好！

如果抓住幼儿阶段防近视的关键期，把握住小学阶段的好时机，等到中学阶段眼睛发育相对成熟时，再接受更大的学习压力，孩子们也有可能做到好成绩和好视力二者兼得，让人生赢在未来！

基于上述话题，我们接着介绍家长应该如何在家创造不近视的环境。

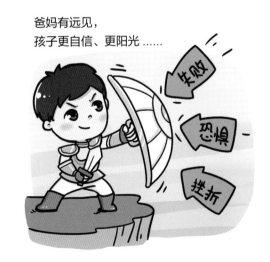

爸妈有远见，
孩子更自信、更阳光……

（一）爸妈应该掌握哪些科普知识

对于本书的此部分，我们建议家长和孩子"共读一本书"，一起学习近视眼的科普知识，清楚近视可防不可治的原理，了解高度近视的危害，掌握爱眼护眼的正确方法。家长和孩子要无比重视用眼卫生问题，认真学习近视眼的科普知识，在生活中，必须要知道并做到：

（1）0～6岁眼球长得快，不要玩电子产品，应减少用眼。

（2）小学阶段课业要减负，尽量做到不补课或培优。小学成功预防近视，中学巩固护眼成果，未来可避免发生近视。

（3）已经近视的孩子，除了及时就医和科学矫治，还要彻底反思和改变不良生活方式及用眼习惯，并去正规机构就诊，谨遵医嘱采取有效的矫治方案加以控制，避免近视的进一步发展。

（4）体育运动很重要，户外阳光下活动是"特效药"。

特别提示

有的孩子羡慕班上的同学戴眼镜，觉得很酷。对于这种错误想法，家长要给予重视，应想办法让孩子知道发生近视的后果和危害。在这里我推荐一个实用的小窍门给家长，这是我在门诊中总结和实践得来的，对于提升孩子对近视眼危害的认识效果不错，可供参考：在方便的时候，家长带着孩子到眼科机构，说明用意，请医生给孩子戴上远视眼镜，人为造成近视，让他感受近视后的视野模糊程度和寸步难行的无助感。孩子在体验后一般来说都会改变态度，开始自觉预防近视。

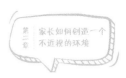

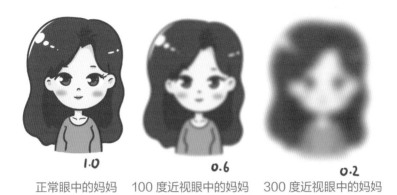

1.0	0.6	0.2
正常眼中的妈妈	100度近视眼中的妈妈	300度近视眼中的妈妈

高度近视，不仅仅只是近视

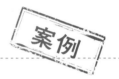

案例

2016年某天，我的同学一大早打电话来咨询：她远在澳洲的女儿冰冰昨晚左眼看东西忽然变模糊，看门窗木条感觉扭曲变形。

我第一反应是眼底出了问题，忙问她有无近视。她说孩子有675度（-6.75D）的近视，我建议马上去医院查眼底，很快得到确诊：视网膜下出血和孔源性视网膜脱离，属于高度近视眼并发症。全家人非常紧张，要孩子紧急回国做手术治疗。通过悉心治疗，术后又静养了半年，孩子的矫正视力（也就是戴眼镜后的视力）恢复到了0.5（正常的矫正视力是1.0），但仍不足以前的一半，并且此后参加任何运动都要小心翼翼，避免复发。

我同学感到难以置信："怎么会呢？近视导致的结果还会这么严重！"她深深地自责。

不久后，她还把小女儿欢欢带到我们门诊部做了详细检查，我们一起学习了近视眼的原理、危害等科普知识。欢欢听得特别认真，表示坚决不要像姐姐一样成为近视眼，回家后主动在生活中养成了良好的用眼行为习惯，在学习中也非常注意保护视力。我的同学是个热心肠的人，后来只要见到有孩子得近视，就会反复叮咛人家："千万要保护好视力啊，要成为高度近视就麻烦了。出了问题再后悔就晚了……"

（二）孩子要玩手机，爸妈该怎么办

爸妈在陪伴孩子时不要使用电子产品，亲子互动时光最好把电子产品藏起来，应有意识地控制孩子看电子屏幕，尤其是控制学龄前儿童使用电子产品。平时每次使用非学习目的的电子产品不宜超过 15 分钟，每天累计不宜超过 1 小时；使用电子产品学习半小时后，应休息远眺放松 10 分钟，孩子的年龄越小，连续使用电子产品的时间应越短；不推荐幼儿期和小学期间的儿童使用电子设备做作业。

放下手机，共享亲子乐趣

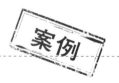

自从大儿子近视后，我和太太尤其注意保护 4 岁小儿子的视力，约定全家人在一起时都不要使用手机。有一次，我们坐出租车出门，小儿子非要抢手机玩，吵来吵去就是不听劝。最后，小儿子说：

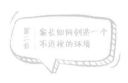

"不让玩手机，好无聊。"

我们马上受到了提醒。很快，太太把手机装入口袋，我们开始交流幼儿园发生的事情，慢慢地，孩子被新的话题所吸引，不久就忘掉了手机的事。从那天开始，我们学会了一招：和孩子在一起时，把手机藏在看不见的地方，多享受亲子互动带来的生活乐趣。

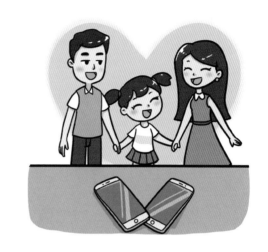

科普小贴士（九）

电子产品对眼睛的危害

国家卫生健康委眼视光研究中心（温州医科大学）的眼科专家曾做过试验，邀请青少年志愿者分别看1小时的手机、平板电脑、电子书、笔记本电脑和纸质书，再来比较对眼睛的危害。结果发现手机对眼睛影响最大，玩1小时手机度数暂时加深100度！平板电脑和笔记本电脑其次，而水墨屏电子书和纸质书相对影响较小。

这里要强调一下，对眼睛造成伤害的不是电子产品的本身，而是一次持续使用的时间太长。

（三）爸妈用心多"遛娃"，"目"浴阳光不近视

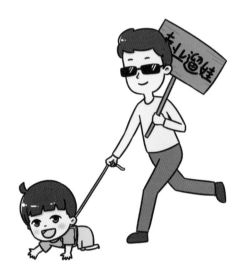

家长们应该知道，体育运动是很好的团队协作学习和挫折教育。同时，在体育运动过程中，眼肌也一直在运动，这大大增加了眼睛看远看近的灵活性和力度，亦可有效地预防近视发生。

还有，"户外阳光下活动"一直是近几年国际眼科学界预防近视方面的热门话题。研究发现，阳光能促进身体产生更多的多巴胺，多巴胺可能会抑制眼球的增长，从而预防近视的发生。近年来，专家们已达成共识：户外阳光下活动是预防近视的最好手段。

人类的眼睛是和自然界阳光持续数万年的交互演变而产生出的精密器官，户外阳光对视力来说天然有着不可取代的重要性。户外阳光是动态光，动态意味着眼睛始终在调节、在运动，另外，户外还意味着更多的远眺，眼睛也能得到调节；而室内光基本是静态光，眼睛在

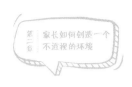

室内多用于视近物，眼睛得到的调节比较少。

因此，"户外 + 阳光"也就成了目前公认的预防近视的"特效药"。

研究发现，每日在户外活动累计 3 小时的孩子近视率仅 0.8%，户外活动 1 小时的孩子近视率则为 3%，户外活动仅半小时的孩子近视率为 24%。

户外活动，不仅仅是运动量增加了，更重要的是接触阳光，每天累积达到 2 个小时以上，或者每周累积达到 10 个小时以上，都可以有效护眼！

特别值得一提的是：虽然越来越多的证据表明，增加户外活动时间能够预防近视的发生，但对已经发生近视的孩子来说，其控制近视发展的作用并不明显（北京同仁医院王宁利教授在安阳儿童眼病研究中的一个结果也支持了这一观点）。

由此，有个问题特别值得深思：既然预防近视如此简单，而且免费，为何鲜有人做到呢？就如明知吸烟有害健康，却鲜有戒烟成功者一样，这真是让人感到惋惜。要解答这个问题并不容易，可能需要跳出医学技术领域，进行多角度探讨。

有些建议完全可以借鉴：户外活动时间靠生活中点点滴滴来积累，比如说课间休息时，要走出教室到操场上活动，一天累积下来就有 1 个多小时。另外，如果上学及放学路上可以不坐车，就不妨选择步行；可以在室外开展的活动，就不要待在屋子里……把这些碎片时间合理利用好，一天两个小时并不难做到。

最后，亲子关系对户外活动的多寡也有很大的影响，爸妈对孩子的接纳程度越高，亲子关系越好，相处起来就越愉悦，爸妈户外"遛娃"的机会也就越多。

让孩子确信，
你是真的支持他户外体育运动

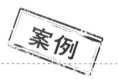

我有一个朋友，孩子才10岁就查出来500度的近视（-5.00D），家长非常着急，打电话向我求助。我问他近视的原因是什么？他回答说主要是看书多，孩子特别喜欢看书，一有空就看书，什么书都看……中途我几次插话："平时户外活动和体育运动多不多？"他都没在意，还是没完没了地讲述孩子背了多少诗歌、记住多少知识、获得多少奖项等，语气中充满自豪。

最后，他终于意识到了我的问话，顿了半天，迟疑地反问："你的意思是，让她少看书？"。

我说："不是，自始至终，我都没这么认为。据我所知，国外也有不少孩子非常喜欢看书，成绩也很好，但他们很少近视。为什么？有个原因不容忽视，他们的家长在支持孩子阅读的同时，也真心鼓励孩子们进行体育运动和户外活动。这些孩子们平时一放下书本就会往外跑。他们内心非常确信：读书，爸妈高兴。运动，爸妈也支持。

"而我们的家长对孩子的态度就很难这么开放。更多的是：孩子一拿起书，就眉开眼笑，心想：'万般皆下品，唯有读书高。'一出去玩，家长就愁眉苦脸，担心'玩物丧志'……

"我真的为你感到高兴，有这么爱学习的孩子，但保护好眼睛对孩子的一生也很重要。"

我朋友若有所悟，后来他开始用心支持孩子的全面发展，自己还亲自报

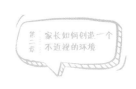

班学乒乓球，有空就陪孩子一起运动。慢慢的，全家人一起养成了锻炼的习惯。孩子暑期验配了角膜塑形镜，视力矫正到1.0。后期继续跟踪，近视度数就不再明显加深了。有趣的是，孩子的学习成绩还比以前更好了！

（四）做到"一增一减"：
爸妈如何配合教育部门有关课业减负的防近视措施

常有家长一得知孩子发生近视，就劈头盖脸地责怪："叫你别玩手机，叫你坐姿要端正……"此时的孩子们往往会感到很无助和委屈。如果进一步探究，看看孩子每天作业做到几点钟？一天待在教室里的时间有多少？每周剩多少时间用于体育和户外活动？……我们很快会发现，家长可能冤枉了孩子，沉迷于手机的孩子毕竟是少数，沉重的课业压力才是孩子们发生近视的最主要原因。因此，家长应充分理解和体谅孩子们的辛苦，为他们创造宽松的学习环境。还应了解孩子的成长规律，应认识到，有时过度的教育还会适得其反，使小朋友对学习产生厌倦心理。在小学阶段，要以培养学习兴趣为主，尽量不要额外布置作业，少参加课外培训或跟风报班，而是根据孩子兴趣爱好合理选择课外活动。努力帮助孩子做到"一增一减"：增加户外活动时间，减少课业负担。

2018年8月，国家教育部会同国家卫生健康委等八大部委联合发文，对学校学生减负提出具体要求：

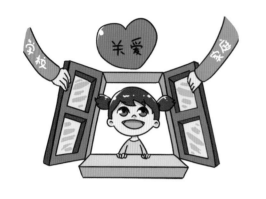

"小学一二年级不布置书面家庭作业，三至六年级书面家庭作业完成时间不得超过 60 分钟，初中不得超过 90 分钟，高中阶段也要合理安排作业时间。坚决控制义务教育阶段校内统一考试次数，小学一二年级每学期不得超过 1 次，其他年级每学期不得超过 2 次。严禁以任何形式、方式公布学生考试成绩和排名。"

可见，国家早就意识到孩子课业负担过重影响孩子的健康成长这一问题的严重性。作为家长，更应紧抓这个难得的机会，特别在小学阶段，为了孩子的视力健康和身心发育，杜绝发生由"个别抢跑"发展为"集体抢跑"的恶性循环。唯有这样，才能真正协助孩子实现幼儿阶段守住"远视储备"，小学阶段"不近视"，中学阶段"迟近视"或"低近视"的设想。基于此，家长应认真配合教育部门的各项减负措施，共同努力，使之执行到位！

（五）引导孩子正确用眼，做到"3 个 1"和"3 个 20"

引导孩子不要在走路时、吃饭时、卧床时，在晃动的车厢内、光线暗弱或阳光直射等情况下看书或使用电子产品，引导并随时纠正孩

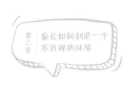

子的不良读写姿势。

以下这些基本习惯，一旦形成，终身受益，越早培养越好：

1.晚上读书写字，要保持整个房间有足够的亮度。

2.坐姿做到"3个1"：坐姿要端正，笔尖离指尖3.3厘米（1寸），胸部离桌子6～7厘米（1拳），书本离眼睛33厘米（1尺）。

3.用眼做到"3个20"：持续视物20分钟应休息一下，休息时先眨眼20秒，而后看6米（20英尺）外的物体或远方。

下图为有益于视力健康的用眼行为方式，家长应尽早协助小朋友养成好的习惯。

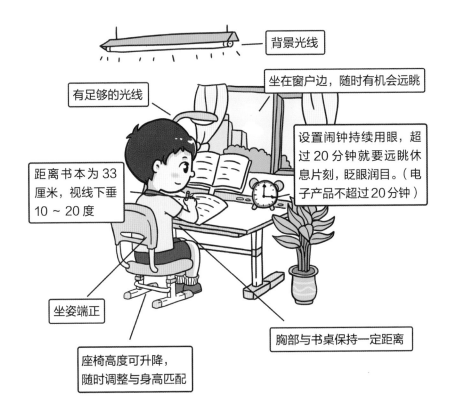

（六）协助孩子健康生活：
好视力吃什么，怎么睡不近视

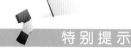

特别提示

要想视力好，一定要少吃含糖量高的甜食。

保证孩子的睡眠时间，确保小学生每天睡眠 10 个小时、初中学生 9 个小时睡眠、高中学生 8 个小时。睡觉时要让房间完全处于黑暗中，这样既有助于睡眠质量，又可以有效保护视力。

现代医学研究表明，富含矿物质的食物，可以增加孩子眼球巩膜的硬度和弹性；富含叶黄素的食物可以促进视网膜细胞的再生。孩子应多吃水果、鱼类、胡萝卜、西蓝花、玉米和绿色蔬菜等有益于视力健康的营养膳食。这样，就有助于保护视力和预防近视。

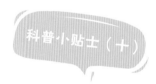

开夜灯睡觉易近视

开灯睡觉的宝宝更加容易患上近视。有研究发现，宝宝两岁前若睡在黑暗房间里，近视比例是 10%；睡在开小夜灯的房间，近视比例是 34%；睡在开大灯的房间里，近视比例则为 55%。

美国宾夕法尼亚大学医疗中心也做了一个类似的实验，专家对 479 名 0 ~ 16 岁的孩子进行了分组调查，结果发现，开灯睡觉的孩子近视风险显著加大。

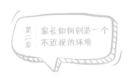

（七）爸妈要带孩子"治未病"：近视发生有哪些信号

家长应改变"重治轻防"观念，近视不可逆、不可治，全靠平时的预防。家长应该充分认识到现代人的用眼环境正在发生翻天覆地的变化，人们越来越多的时间生活在房间里、屏幕前、书桌前、车子里、电梯里，四周充斥着各种各样的吸引眼球的广告图片……近视风险举目可见。

因此，我们家长除了平时在生活中防微杜渐保护视力之外，更要细心地掌握孩子的眼睛发育和视力健康状况，随时关注孩子视力异常迹象，一旦了解到孩子出现这些情况——需要坐到教室前排才能看清黑板、看远物时眯眼、看电视时凑近屏幕、抱怨头痛或眼睛疲劳、经常揉眼睛等迹象时，就应该及时带孩子找医生检查，遵从医嘱进行科学的干预和近视矫治。人眼在多种内外因素作用下，常可引起视力下降。医学统计，大约有 10% 左右的儿童青少年早期出现视力下降，可能是由调节因素所引起的暂时现象（即人们俗称的"假性近视"），通过休息或者药物可以改善。

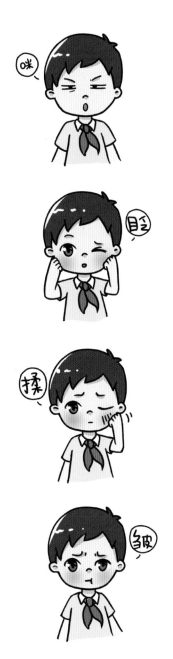

第三章　孩子怎么做，才能不近视

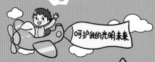

呵护孩的光明未来

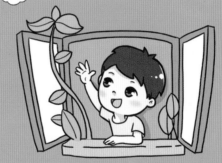

提示：本章内容适合儿童阅读
（或在爸妈的陪伴下阅读）

一、好视力，靠自己

　　小朋友从小就应该明白，自己才是保护健康的第一责任人！想要保护眼睛，就应该主动学习爱眼护眼的科学知识，了解近视眼给生活带来的种种不方便，从小在心中种下光明的种子，让自己的一生充满光明！

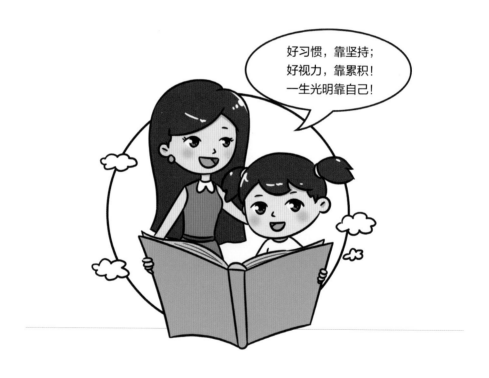

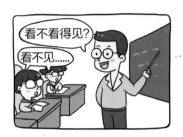

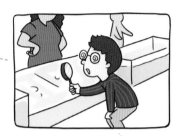

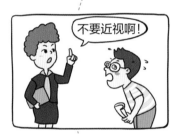

近视可不是好玩的事情，戴上厚厚的眼镜，会给生活带来很多不便，你知道会发生哪些尴尬吗？

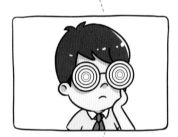

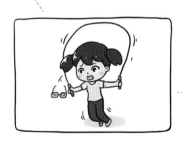

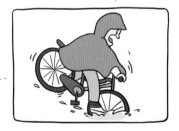

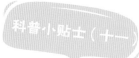

了解病理性近视的影响和危害

病理性近视是一种视网膜变性疾病，眼底可见视网膜色素上皮和脉络膜变薄，可伴有视网膜色素上皮萎缩、脉络膜新生血管和视网膜下出血，容易发生眼底出血、视网膜脱落等并发症，同时，产生继发性的白内障、青光眼的危险性也很高。

病理性近视和高度近视密切相关，是我国工作人群失明的第一大主因，此病患者眼睛的矫正视力（配戴眼镜之后的视力）多达不到正常水平。

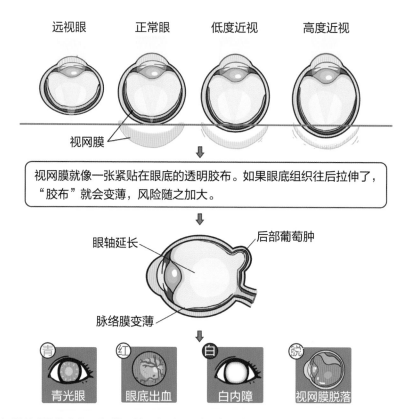

病理性近视的患者一般戴眼镜后仍达不到正常视力。病理性近视还容易引发眼底出血、视网膜脱落、白内障、青光眼等并发症，甚至导致失明。

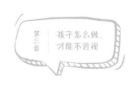
二、课业这么重，我怎么保护视力？当然有办法

（一）提高学习效率

尽量提前写作业，努力提高效率，争取早点完成。对于"近视高风险"的小朋友，可以选择先进行户外活动，再合理安排时间写作业。

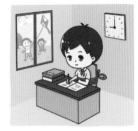

提高做作业效率，先做后玩。

（二）把握每一次户外活动的机会

课间休息时间，走出教室进行户外活动，以在阳光下远眺休息为佳。出行时，如果可以步行，就尽量不坐车。某项活动，如果可以在室外开展，就不要在室内。

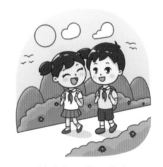

能步行，就不坐车。

（三）劳逸结合

小朋友持续用眼时间超过 20 分钟时，应休息 5 ~ 10 分钟。

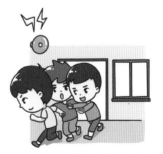

课间 15 分钟，护眼好机会，要走出教室看远方。

三、开学了，先学姿势，再学知识

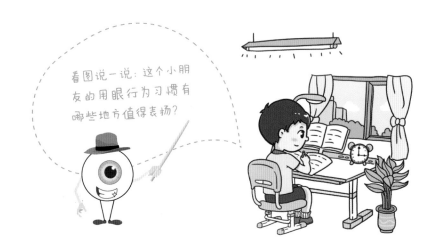

看图说一说：这个小朋友的用眼行为习惯有哪些地方值得表扬？

从一开始，小朋友们就要养成正确的学习和用眼习惯。养成好习惯，终身受益。

1. 要有充足的光线：既要有背景光线，又要有照明光线。

2. 书桌摆在窗户边，连续用眼超过 20 分钟，就看看窗外风景，休息 5~10 分钟。

3. 书桌旁边放个闹钟，自觉学习，自觉休息，不靠爸爸妈妈来提醒。

4. 晚上读书写字时，整个房间要保持足够的亮度。

5. 小朋友们看一看，自己是不是做到了"3 个 1"和"3 个 20"：坐姿要端正，笔尖离指尖 3.3 厘米（1 寸），胸部离桌子 6 ～ 7 厘米（1 拳），书本离眼睛 33 厘米（1 尺）。另外，要注意休息：持续视物 20 分钟应休息一下；休息时先眨眼 20 秒，然后看 6 米（20 英尺）外的物体或远方。

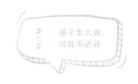

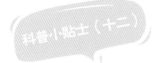

四、握笔姿势比你想象得更重要

你知道吗？在握笔姿势错误的孩子中，有95%发生了近视，究其原因，是由于他们在错误的握笔下看不见笔尖，只得歪着头看。结果呢？当然是越看越近视！

正确的握笔姿势

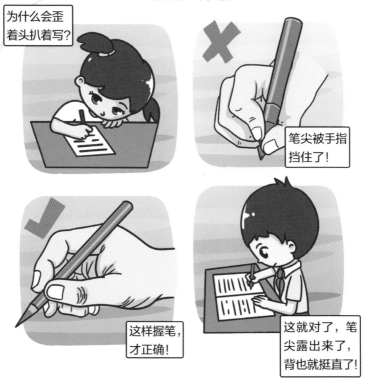

五、电子产品是我们的好助手，关键是一次不能玩太久

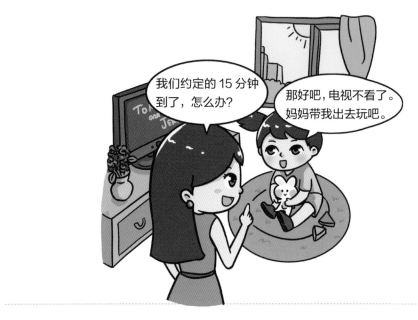

　　不到五周岁的小朋友，不要玩电子产品，而且要尽量少看书或写写画画。

　　电子产品本身并不太伤害眼睛，关键是一次使用的时间不能太久。小学生玩电子产品的时间单次不要超过 15 分钟，一天累积时间不超过 1 小时。用电子产品进行学习，半个小时后，应休息远眺放松 10 分钟。

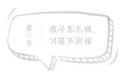

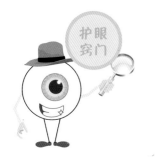
护眼窍门

六、晚上不熬夜，睡觉要关灯

小朋友不可以熬夜，要确保足够的睡眠时间：小学生每天睡眠 10 个小时，初中生 9 个小时，高中生 8 个小时。睡觉时要关灯，使房间处于完全的黑暗中，这样既有助于提升睡眠质量，又可以有效保护视力。

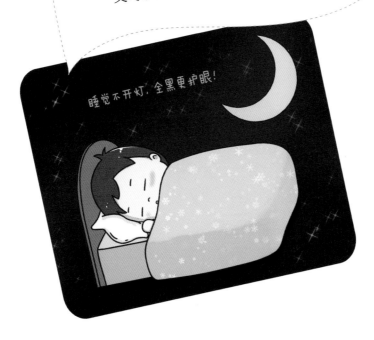

睡觉不开灯，全黑更护眼！

护眼
窍门

七、好眼睛喜欢吃什么

小朋友要做到饮食有规律，营养均衡不挑食，多吃鱼类、水果、绿色蔬菜等有益于视力健康的营养膳食。千万要记住：甜食吃多了，更容易发生近视，所以也要少吃糖。

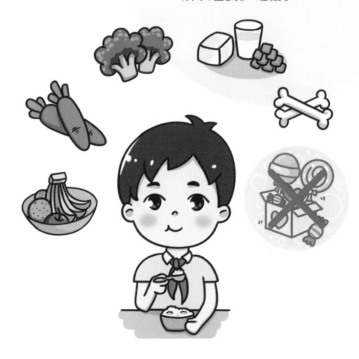

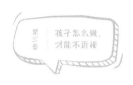

八、出现这些信号，
要马上告诉爸妈

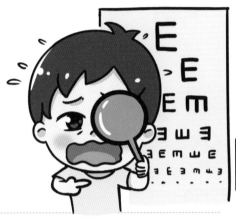

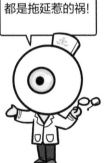

都是拖延惹的祸！

　　近视是悄悄发生的，所以小朋友要配合家长，每半年查一次视力。如果出现看不清黑板、看电视时需要凑近屏幕、头痛、眼睛疲劳、经常揉眼睛、眯眼等情况，一定要告诉爸妈，及时去医院检查。

　　有一些孩子的早期症状可能是"假性近视"，要及时去检查，如果拖延不管，就容易"弄假成真"。

九、"目"浴阳光，做阳光少年

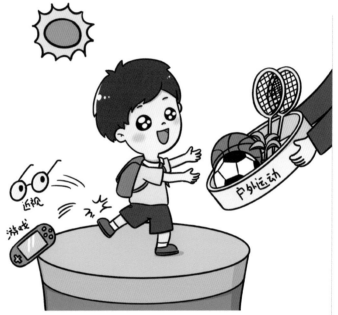

哪些小朋友最容易得近视呢？

没错，是不爱出门的小朋友！

所以，小朋友要尽量多参加户外阳光下的活动：比如说可以步行的地方，尽量不要坐车；空闲下来了，就尽量到户外去玩；课间休息，就走出教室，到宽阔的操场上活动……

阳光少年，就要多和阳光在一起。保持视力也靠平时点点滴滴的积累，让我们抓住每一个"目"浴阳光的机会，为眼睛积攒更多的光明。

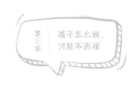

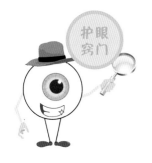

十、有一种作业，叫体育作业，你完成了吗

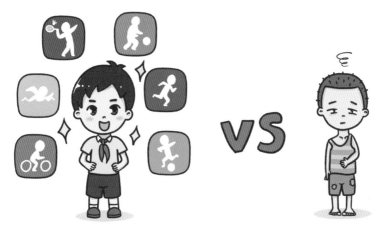

看，本帅哥身怀绝技！　　　　哎，什么都不会，真难堪！

俗话说，身体是革命的本钱。现在的老师们都越来越重视体育了，小朋友也一定要积极参加各种形式的体育活动和学校的体育课，认真完成寒暑假体育作业。

另外，小朋友一定要根据自身的特点，学习1～2项体育运动技能，养成终身锻炼的习惯。学一技，养一生，真好！

正如一位著名的医学家所言："运动的作用可以代替药物，但所有的药物都不能代替运动！"

第四章 | 亲子关系好，
助力抗近视

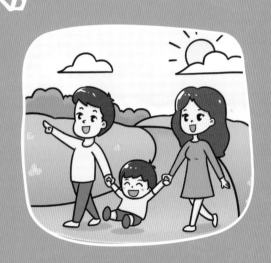

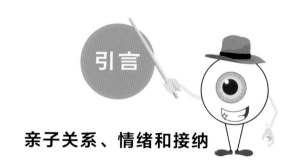

亲子关系、情绪和接纳

孩子们的近视持续加深，与他们近距离用眼负担过重关系最大。这些压力一方面来自于繁重的学习课业，另一方面则是与喜欢"宅"在家里玩电子产品、沉迷小说等有间接关系。所以，我在门诊为孩子做宣教时，常有家长抱怨："叫他别玩手机，怎么说都不听！"也会有孩子反驳："不玩手机玩什么？你自己还不是天天玩？"

这些常见的场景，正在不断地提醒我们：如果亲子间的亲密感和信任感在相处中消耗得太多，亲子关系出现较大裂痕，再完美的近视防控方案也会变成一纸空文；如果孩子感受不到包容和爱，他们和大人的交往或互动的意愿度就会降低，手机游戏和虚拟空间往往会乘虚而入并取而代之，这样就进一步加重用眼负担。可见，要想让孩子增加户外活动的时间，更好地落实各种护眼措施，更有效地预防近视，亲子关系的改善也是我们无法回避的话题！

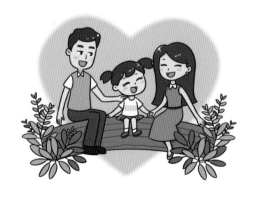

如何建立良好的亲子关系？这个课题十分复杂，也没有"放之四海而皆准"的标准答案。但亲子关系中的两个核心问题，却值得所有家长重视，一是情绪，二是接纳。这也是影响亲子关系

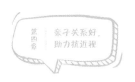

最常见的两大基本因素，主要表现如下：

一是接纳自身的情绪。大多数家长在孩子表现得不尽如人意时，会启用代代相传的老观念："听话就是好孩子""不听老人言吃亏在眼前""棍棒之下出孝子""养儿防老"等。岂料在网络和资讯高度开放的社会里，孩子们个个见多识广，早就不吃这一套，有时还会把家长反驳得哑口无言。即使孩子暂时"听话"了，远期效果也往往不好。怎么办呢？这里有个建议可供参考：家长可以在孩子表现得不尽如人意时，先暂时将关注点转回自己身上，审视一下自己是否也有情绪冒出来了，如果有的话，就先体验和接纳这些感觉，待心情平复之后再来和孩子交流，效果可能会更好。

二是接纳孩子的情绪。如果孩子的考试成绩非常好，心情无比喜悦，家长可能会十分高兴："看，这就是我的孩子，一个魅力不可挡的天使！"但在孩子心情不好时，家长看到孩子伤心低落、易怒易躁，可能又会感到失望："不不不，这不是我的孩子，快快给我消失！"这些错误的期待都会给孩子造成压力，影响亲子关系的真实性和亲密度。因为事实是："前面听话优秀的孩子是我的孩子，后面焦躁不懂事的孩子也是我的孩子。"而这些场景正在提醒我们家长要学会接纳孩子的情绪，让他们感受到安全和无条件的爱。

尽管本书无法对亲子关系进行面面俱到地介绍，但我会借助自身的经历和门诊的实际案例，努力呈现一些典型场景，引发读者的思考，提供一些借鉴。同时我也想提醒大家，亲子关系的改善是全家人长期努力的结果，每个人都需要付出无穷的耐心持续练习，还要做到言传身教。另外，本书所提示的方法较为有限，素材也多来源于与近视防控相关的内容，更详细的方法还需大家在生活中继续学习和探索。

一、认识情绪：正确的话语，也要好好说

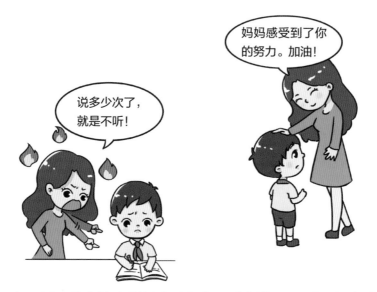

有一天，我在诊室引导孩子如何正确握笔，通过友好合作，很快达到了满意的效果。

年轻的妈妈向我抱怨："同样的话，我说过多少遍了。但是不管我怎么说，他就是不听！"

事后，我问孩子："为什么会这样呢？"

孩子悄悄告诉我："有时，妈妈的语气让我感到害怕，所以没听懂她在讲什么！"

孩子的回答耐人寻味。很多家长不懂得正确处理自身情绪，正确的话也不能好好说，以致在孩子面前的影响力大大降低。

所以，对大多数人来说，想建立贴心的亲子关系，要从认识情绪开始。正确的话，要在平和的状态下好好地说。

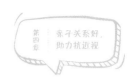
二、承认情绪：让孩子感受真诚

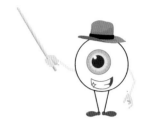

我们继续上面的例子。通过多次接触，我和那个孩子成了朋友。孩子妈妈好奇地问我："凭什么孩子这么短时间就听你的话，而我却做不到？"

我问她："谢谢你的认可，我想知道面对这种场景，你有什么感受？"

她想了半天，不好意思地回答："我感到很沮丧……觉得自己很没用，有一种失败的感觉。"

我很欣赏她此刻的勇气，于是继续问："当你有这些感觉的时候，通常会怎么做？"

她说："其实，我那时就很想打断你！心想，让我来！"

我问："哦？是吗？为什么呢？"

她沉默了半天，终于找到了答案："对，我不喜欢这种感觉，我不想感觉自己是个失败的母亲。"

"所以，你就……"

她使劲地点了点头！

"如果你真诚地告诉孩子：妈妈很担心你的眼睛会近视。但你老不听，我感到很沮丧，觉得自己好失败！你觉得会怎样？"我问。

她很肯定地回答："效果肯定会好很多！"

三、体验情绪：改变，往往发生在全然接纳之后

我们为什么总做马上就会后悔的事？其实，支配我们行为的常常不是理智，而是情绪。

在另一个孩子晨晨的故事中，情绪在治疗处置过程中的作用就显得更加明确。

8岁的晨晨查出来高度近视后，爸爸担心度数继续加深，经过多次向医生咨询专业意见并了解了角膜塑形镜的严格佩戴标准后，希望晨

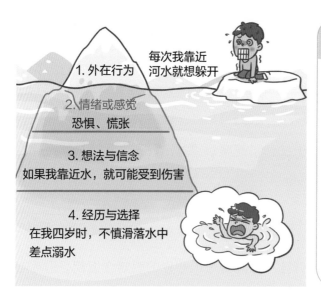

以晨晨爸爸为例：

行为：重重地推开孩子。

情绪：羞耻感、挫败感。

信念：这是个不勇敢的孩子，长大会受欺负。

经历：小时候不敢荡秋千，被小朋友嘲笑为懦夫，最后还被推倒在地，踢了好几脚。

支配行为的常常是情绪，而情绪有时是源于一些想法或信念，又与过往的经历有着直接联系。这个过程有点类似中国人讲的俗语"一朝被蛇咬，十年怕井绳。"

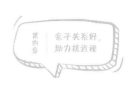

晨试试角膜塑形镜。晨晨看了其他小朋友的戴镜过程后，觉得害怕，就一口拒绝了，无论怎么劝说都不敢尝试。爸爸烦了，忽然举手重重地推开晨晨，怒吼一声："你这没用的家伙！"随后他就甩手离开了，留下晨晨一个人低着头轻轻哭泣。

事后，爸爸过来解释："爸爸确实不应该推你。但也都是为了你好，想让你成为男子汉！"

事实上，爸爸生气的原因并不是因为孩子缺少勇气，而是与他自身的成长经历有关。我们来看看真相——

爸爸的情绪完全平复后，找晨晨谈心。这次，他做了不一样的选择。

爸爸："对不起，儿子。爸爸发脾气了。"

晨晨："爸爸，没关系，都是我不好，惹您生气了。"

爸爸："其实不是你的问题。爸爸小时候有过差不多的经历，总是被嘲笑和欺负，觉得自己好懦弱，很丢脸，一直不能原谅自己。于是，就冲你发脾气了。"

晨晨："爸爸，我不是个很勇敢的孩子，是吗？"

爸爸："不，那只是爸爸自己的经历和感受，和你没有关系。而你，真的很棒，你想做的事，最终一定能成功。"

晨晨："可是，我真的不想戴角膜塑形镜。我好害怕！"

爸爸："我理解，换成我，我也怕。"

晨晨："谢谢爸爸，其实，你非常勇敢，你做过的很多事，我就特别佩服，比如说……"

爸爸："真的吗？爸爸好高兴！真是太开心了！"

……

过了几天，晨晨主动找到爸爸："我还是想试试角膜塑形镜，你可以在旁边陪我吗？"这是个很好的开始。当我们全然接纳之后，真正的改变往往才会发生。而接纳，更多的是接纳自身或对方的情绪。

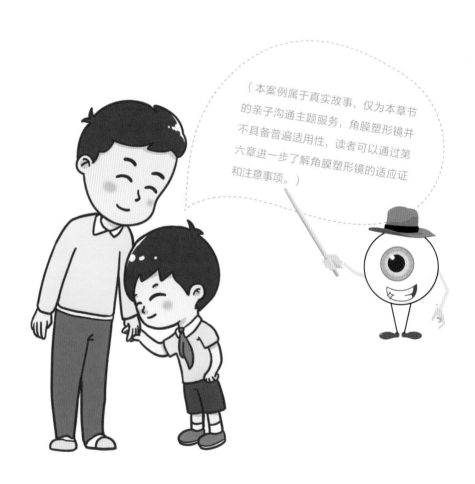

（本案例属于真实故事，仅为本章节的亲子沟通主题服务，角膜塑形镜并不具备普遍适用性，读者可以通过第六章进一步了解角膜塑形镜的适应证和注意事项。）

四、体察情绪：阴晴圆缺，我都接受

早上，孩子没有准点醒来，你可以告诉他，你有多么着急，但最好不要贴标签："你是一个懒虫！"

孩子在家帮打扫卫生，你可以告诉他，对他分担家务感到多么高兴，并表达感谢，但尽量不要因此贴标签："你是个懂事的孩子。"

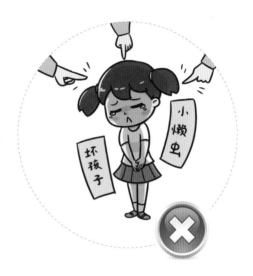

孩子在做视觉训练时很努力，你可以让他定期检查视力，让他看见视力提升的证据，告诉他，你为他的进步感到由衷的高兴，但不要因此贴标签："你是个勤快的孩子。"……

这是因为，孩子都有自我提升的潜意识，把事情做好也是他们的内心诉求，应尊重孩子成长中的这种上进心。标签背后的真相只是："你这么做，满足了我

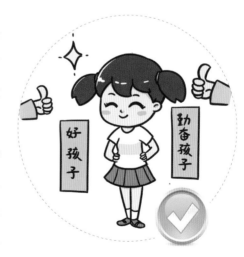

的期待，我感到高兴！"而我们在不同的情绪状态下，往往会表现得不大一样，看法也可能会完全不同。如果，下次你又给孩子贴上不同的标签，孩子势必会感到困惑，感到无所适从："我到底是谁？爸妈哪次说的是真话？"

所以，与其贴标签，不如体察情绪，真诚表达，让孩子看到努力付出的阶段性成果。越真诚，孩子越能感受到安全。

"我身体里是不是有两个人？"

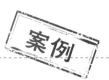

我的小儿子乐乐在读小学一年级时，有一天写错了作业，遭到妈妈的批评，他感到很委屈，闹起了情绪，还撕毁了一页书。妈妈一时接受不了，冲动地把作业本重重一撂就离开了，留下乐乐独自一人伤心哭泣。

等我回家时，他们已经握手言和，并相互"讨好"。晚饭时乐乐很想向我分享什么，但欲言又止。在我和他妈妈的鼓励下，他发问了："爸爸，我身体里面是不是有两个人？"

我好奇地问："你为什么这么想呢？"

乐乐说："我觉得自己生气的时候是一个人，现在高兴了，又是另一个人。"

我说："有可能哟，我也是这样的。"

乐乐说："可是我不喜欢那个生气的自己，但又控制不住！"

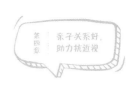

我说："这样啊！那你希望我们怎么对待你？"

乐乐回答："最好让我冷静一下，这时候千万不要骂我。"听语气，好像早就有了潜台词。

我表示赞同，看了看妈妈，她示意我们继续谈下去。于是我再问："那你觉得妈妈身上也有两个人吗？"

乐乐马上说："是的，因为看到我生气了，妈妈也变生气了。"

我说："看起来，妈妈和你一样，也不喜欢生气的人哟。怎么办呢？"

妈妈意识到了什么，很快接过话题："对不起，小乐乐，妈妈为下午的情绪向你道歉。妈妈向你保证，开心时的乐乐是我的儿子，生气时候的乐乐也是我的宝贝儿子，两个儿子妈妈都爱！"

乐乐有些感动，学着妈妈的语气说："两个妈妈，我也都爱！下次，我一定可以表现得更好！"

我很开心。在我家里，时常有这样坦诚的交流，让我们有机会学习人与人之间的包容和接纳。坦诚的家长很容易做到与孩子共同成长，就拿陪同孩子做家庭作业来说，其实双方都在用功，孩子做的是外在作业，而家长做的是内在"作业"，双方都需要不断学习、提升。

五、接纳情绪：亲子相处更轻松

表达情绪和接纳情绪，与近视有什么关系呢？

当然有关系。

前面说过，很多年前，我被我的大儿子的一句话问得哑口无言：

"天天叫我不玩手机，那我跟谁玩？你们又总是不在家。"

当时，我们在一起谈任何事情，都会被对方打断，总是不欢而散。后来我才发现，之所以如此，主要是因为我们没有勇气去接纳彼此的情绪，于是都想通过改变对方来满足自己。

在生活中，很多家长也存在同样的问题。由于和孩子相处不快乐，于是孩子一哭，就塞给他一个手机，各玩各的。一到放假，就把孩子往各种培训班送（这个行为在潜意识中可能是因为无法和孩子长时间相处，但很多人却对这一点浑然不觉）……其实有个真相是，孩子在哭闹时，他们自己常常并没有感受到太大的伤心，反而大人们各种情绪被孩子的哭闹声诱发出来了，不堪忍受，于是就会产生攻击或者就范的行为，使事态愈发糟糕。如果我们能对自己的情绪负起责任来，同时也接纳孩子的各种情绪，我们与孩子之间的相处就会变得越来越容易。孩子们也就更愿意回到真实的生活，把注意力分配给父母、亲人、朋友和身边的万事万物等，从而摆脱对电子产品、游戏等虚拟世界的依赖。

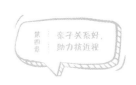
六、善待情绪：友善地坚持原则

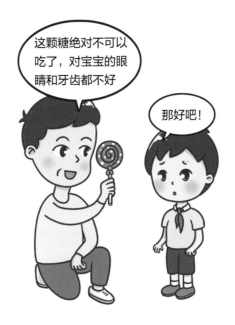

一谈到接纳，有的家长就不免担心："全部接纳了，孩子有缺点怎么改？"

不用担心，对原则问题，家长当然仍要坚持，特别是在讲诚信、守承诺等重大的原则上，要彻底地坚持！但是，在坚持的同时，态度可以更友善。

为什么要友善？主要是为了取得更好的远期效果。

比如说，如果采取恐吓、惩罚、命令等方式来要求孩子，固然也能快速达到目的，但远期效果并不好。有的孩子会为了逃避惩罚，"不得不"学会撒谎造假。

　　还有一种不妥当的做法就是通过比较来"鞭策"孩子："你看谁谁谁，他为什么能够做到？再看看你……"表面上是在激励孩子，但事实上只会让孩子感觉自己不被接纳，要变成"谁谁谁"才会被爸妈喜欢。以后，孩子为了避免被弱化，就开始贬低打击身边的人。

　　所以，要达到良好的远期效果，家长仍要采取接纳的态度。做到善待情绪，友善地坚持。

　　友善，意味着真诚，意味着接纳，这样能让孩子感受到安全，感受到被爱。

　　坚持，意味着信任，信任孩子可以做得更好，从而激发他的潜力。

　　一旦我们真正学会了友善地坚持，亲子关系的拉近就很快变得畅通顺利，甚至还可以做到皆大欢喜，心想事成。

七、感恩情绪：送给孩子更好的父母

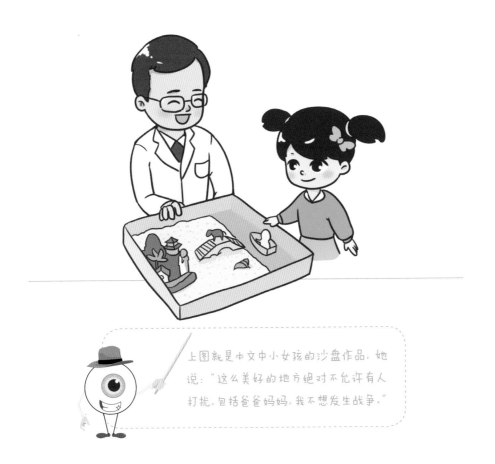

上图就是本文中小女孩的沙盘作品，她说："这么美好的地方绝对不允许有人打扰，包括爸爸妈妈，我不想发生战争。"

　　几乎所有的孩子都在暗中观察父母的关系，夫妻间的亲密关系直接影响着孩子的身心成长。

　　五年前，我接诊了一个小女孩，12岁，患近视800度（-8.00D），每年加深100度左右，问诊发现没有遗传史，最大的问题就是性格超级内向，每天放学就锁在房间里看小说、玩手机，怎么劝都不行。后来我为她做了心理咨询和沙盘游戏，她选择的自我形象是一位逆水行舟的孤独老人，在她精心构建的小天地里，不允许任何人进入。她说："有人的地方，就有战争。"之后我了解到，孩子爸妈的关系非常糟糕，从孩子上幼儿园开始，他们就都迫切地望女成凤，过度关注孩子的学习；而夫妻双方的教育理念存在巨大的分歧，常常因此大动肝火，相互指责。孩子说，每次见到这种情况，就很害怕，怕他们中有人会离开家。她也感到很内疚，认定是因为自己不够好，才会惹爸妈生气。于是，她决定把自己藏起来，或许这样，爸爸妈妈的关系就会变好。

这个案例让我感到心疼。当她的父母了解到真相后，泪流满面，后悔不已。通过进一步交流，他们渐渐明白，夫妻关系才是家庭的第一关系。如果家庭和美幸福了，孩子"自得天机自长成"。受到启发后，这对家长通过不懈的努力做出种种改变，家庭气氛日渐回暖。孩子随之变得阳光自信，学习成绩日渐提高，后来还考上了重点高中，近视也没有继续加深。

从这个案例中，我们不难发现，父母的过度教育很可能会成为孩子的负担。夫妻间的亲密关系，才是孩子学习成长的最好土壤。我们是否可以这么考虑：与其想培养出一个完美的孩子出来，不如先送给孩子一对更好的父母。

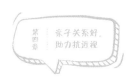

为什么要感谢近视——我的故事

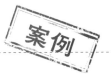

2008 年，我 8 岁的大儿子查出来有近视 75 度（-0.75D），我心里很难过，不忍心看到这么清秀的小脸蛋永远要戴上笨重的眼镜，也无法接受这双稚嫩的眼睛从此要躲藏到镜片的后面。

和很多家长一样，我很快就找到了孩子生活中不良的用眼习惯，并帮助孩子矫正握笔姿势、改善坐姿、控制近距离用眼时间等。我也想尽办法请老师协助监督，最后还因为效果不佳而毅然转学。

我的种种努力也取得了一定的成效。可惜，在那个时期，我一心追求事业的成功，整天活得像名战士，完全忽略了家庭和亲子关系方面的付出。

两年后，孩子提早进入了叛逆期，每天发表"独立宣言"，我们之间的对话最终都会变成相互的攻击，根本没法谈保护视力之类的话题。

那段时间，我们害怕相处，却也束手无策。

我让他不要玩手机，要保护视力，也告诉了他高度近视眼有什么危害。他却瞪了我一眼，冷冷地说："总叫我不玩手机，为什么你不先管好自己呢？"

我终于意识到，解决问题的方法可能在我的未知领域，我需要进一步学习。2010 年，我走进了武汉大学心理咨询师的课堂，接触到了亲子关系、沟通效能等之类的课程，并很快对此产生了浓厚的兴趣，此后断断续续地坚持学习类似内容八年之久。期间让我受益至深的是参加英国心理学导师杰夫·艾伦（畅销书《亲密关系的秘密》的作者）的亲密关系工作坊，在那五年里，我接受了大量有关觉察情绪和接纳情绪方面的训练，找到了很多人际关系方面的答案。我很感谢妻子那段时间无条件的包容和陪伴，在我们经历无数次的冲突和谅解下，亲密关系和亲子关系一点点解冻，一丝丝变暖。

随着家庭欢乐时光的增多，孩子顺利度过了叛逆期，学习也比以前更努力了。更可喜的是，他的近视发展也开始止步，在 2012 年增长到 175 度后就基本停止了，2017 年高中快毕业时才 225 度，也就是说 5 年里总共才加深了 50 度。让我更高兴的是，大儿子对我的学习内容也产生了兴趣，我们之间有了更多的共同话题，我们不但成功守护了光明，同时还意外地收获了宝贵的"革命友谊"。

后来，我对这段特殊的经历进行了总结：单纯的近视不是病，更像是生活对我们发出的善意提醒。良好的亲子关系，往往可以提升孩子们对身边世界的亲密感和热情度，他们也因此更愿意把注意力分配给父母、家长、朋友乃至大千世界，从而减少对电脑和手机等眼前之物的依赖。孩子心目中的世界变得更加圆满，孩子的眼光更具远见了，生活中更多美好的事情也随之而来。从这层面来说，我们应该感谢近视。

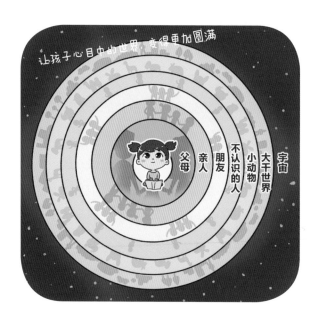

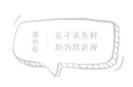

八、亲子沟通中三种经典场景

美国著名的"沟通之父"托马斯·戈登博士认为，在和孩子相处时，我们一般可以把事件分为三种：你的事、我的事、共同的事。针对这三种情况，我们可以采取三种不同的沟通方式，例如以下场景：

1. 孩子自己的事。有些事情，是孩子自己的事，我根本帮不上忙，只需要认真倾听，鼓励对方把心声吐露出来就行了。

比如有一次，儿子说："小胖在生我的气，我再也不想跟他玩了。"这个时候，我就要求自己继续倾听，而不是接话，也不要像法官一样进行点评："你应该想想自己错在哪里了！"

后来，他居然奇迹般地自我发现："其实，那天主要是我自己的心情也不好。"

2. 属于我的事。有些事情，完全是由我自己的情绪引出来的。现在的我，已经可以不再盲目地接受情绪的驱使，而是看到自己的情绪，并真诚地表达出来，请求帮助。

比如有一次，我下了班，非常疲惫，孩子却在玩钢琴。我被琴声吵得烦躁不已，但还是守住了情绪，诚实表达："爸爸今天很累，本来想看看电视好好休息一下。听到这么大的钢琴声，我有些烦躁，根本无法静下心来。怎么办呢？"而不是直接斥责："你这个调皮捣蛋的坏孩子！"

他有点不好意思："那好吧，我先回房间看一下书。"

特别提示

以上三种沟通方式在《父母效能训练手册》（作者为美国的托马斯·戈登博士）一书中有详细介绍，分别叫："积极倾听""我——信息"（表达自己的看法、感受和需要等）和"没有输家的冲突解决方法"。书中的理念比较容易被普通父母所接受，介绍的方法也比较实用，有兴趣的读者可以做进一步的了解。

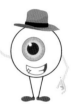

3. 属于双方共同的事。 面对冲突，我不再委曲求全，但也不会以势压人（事实上大多数父母都以为自己有更大的权势）。"你想洗完澡再走，觉得穿新衣服很酷。而我却不想在下班高峰期开车送你，晚上我有事，怕迟到。儿子，我们之间有了矛盾，我们怎么解决才能皆大欢喜呢？"而不是直接下通牒："你到底走不走？"

最后，我们总能达成共识，方案既迁就他也照顾我。

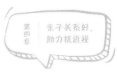

亲子
点滴

Date　　／　　／

第五章 学校减负"十项措施"，家校齐心来落实

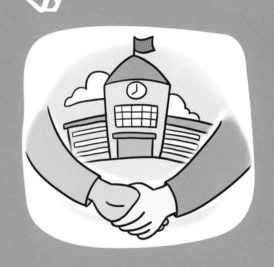

2018 年 8 月，习近平总书记就中国学生的近视问题做出重要指示，引起了各级政府部门高度重视。国家教育部会同国家卫生健康委等八大部委出台了《综合防控儿童青少年近视实施方案》，文件明确指出：

"儿童青少年是祖国的未来和民族的希望。近年来，由于手机、电脑等带电子屏幕产品（以下简称电子产品）的普及，中小学生课内外负担加重等因素，我国儿童青少年近视率居高不下、不断攀升，近视低龄化、重度化日益严重，已成为一个关系国家和民族未来的大问题。防控儿童青少年近视需要政府、学校、医疗卫生机构、家庭、学生等各方面共同努力，需要全社会行动起来，共同呵护好孩子的眼睛。"

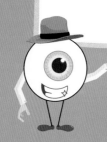

其中教育部在《实施方案》中对学校提出了十项强制性措施，要求学校为学生的课业减负，并创造良好的学习环境，以保护孩子们的视力健康。措施内容务实，易于监督考核，2019 年将全面实施。家长们应该知悉其中重点内容，全面配合、支持，督促学校落实。以下内容节选自《方案》，同时，我们给出了科普解读。

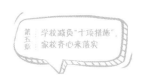

一、减轻学生学业负担

1.不得随意增减课时、改变难度、调整进度。

2.小学一、二年级不布置书面家庭作业，三至六年级书面家庭作业完成时间不得超过60分钟，初中不得超过90分钟。

3.减少机械、重复训练，不得使学生作业演变为家长作业。

解读

很多家长反映，现在孩子的作业难度太大、数量太多，家长不得不代劳。家长做多了有负疲感，让孩子自己做，效率又很低，心情弄得乱糟糟。很多孩子因此也养成了做作业拖拉的坏习惯，这种情况非常不利于保护眼睛，应着手改善。

另外，减少机械、重复性的训练也很重要。如果让孩子每天花一个小时在纸上重复写A、B、C、1、2、3等简单的内容，眼睛就会做出无谓的牺牲，学习效果也并不好。

课业负担重一直是学生近视的首要原因。家长应该配合学校，想办法减少作业的数量，督促孩子提高效率，提高作业的质量。应避免让儿童过早练习"举重"，要充分遵循孩子的学习能力和成长规律，由易到难，循序渐进，孩子一旦成年，对那些高难的任务就可以拈重若轻。

二、加强考试管理

1. 全面推进义务教育学校免试就近入学全覆盖。

2. 坚决控制义务教育阶段校内统一考试次数，小学一二年级每学期不得超过 1 次，其他年级每学期不得超过 2 次。

3. 严禁以任何形式、方式公布学生考试成绩和排名。

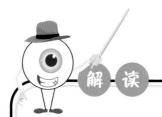

解读

　　此举措的附加作用也显而易见：可以降低学习的功利性，避免形成"以分取人"的单一评价体系，让孩子们不忘学习初心，修心养德，同学间保持纯洁的友谊，用宽广的胸襟和视野去探索未知的世界。

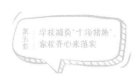

三、改善视觉环境

1. 加快消除"大班"现象。

2. 学校教室照明卫生标准达标率 100％。

3. 每月调整学生座位，每学期对学生课桌椅高度进行个性化调整，使其适应学生生长发育变化。

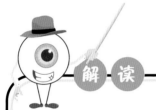

解读

　　小朋友发育期身高长得很快，家长和老师应该定期检查课桌椅的高度和身高是否匹配，如果有问题就要及时调整，以免学习时，有的学生眼睛离书本过近，或有的学生身材长高了，眼睛又离书本过远，需要趴在桌面或使劲弯曲身体，造成对视力的损害，也不利于脊柱的健康。

　　如有条件，家长也可以在家中购置可调整高度的活动桌椅。

四、坚持眼保健操等护眼措施

1.中小学校要严格组织全体学生每天上下午各做 1 次眼保健操。

2.教师要教会学生正确掌握执笔姿势，督促学生读写时坐姿端正。

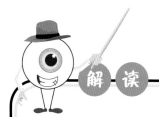

解读

　　老师可以在课堂多开展爱眼护眼类的科普讲座，让孩子们知道保护眼睛预防近视的重要性。在平时学习中，我们要注意观察孩子的握笔姿势、坐姿和用眼习惯等，随时发现问题，随时矫正。通过家长和老师良好的合作，往往可以达到事半功倍的效果。同时，也可以引进"同伴教育"，让同学之间相互提醒，相互帮助。

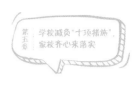

五、强化户外体育锻炼

1.有序组织和督促学生在课间时到室外活动或远眺，防止学生持续疲劳用眼。

2.强化体育课和课外锻炼，确保中小学生在校时每天1小时以上体育活动时间。

3.严格落实国家体育与健康课程标准，确保小学一二年级每周4课时，三至六年级和初中每周3课时，高中阶段每周2课时。

4.中小学校每天安排30分钟大课间体育活动。

5.全面实施寒暑假学生体育家庭作业制度，督促检查学生完成情况。

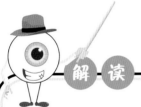

解读

学生在课间走出教室进行户外活动或远眺休息，对保护眼睛有着非凡的意义。前面讲过，用眼的最大问题是持续疲劳用眼。45分钟的室内学习结束后，孩子一定要暂时终止用眼，适当休息。据笔者了解，现在很多城市的学校出于安全考虑要求学生在课间继续留在教室，这种做法对眼睛伤害非常大。2011年中国台湾地区杨弈馨教授协助高雄教育部门发起了"下课教室净空活动"，发现对减少近视率很有帮助。

六、加强学校卫生与健康教育

1.积极利用学校闭路电视、广播、宣传栏、家长会等形式对学生和家长开展科学用眼护眼健康教育。

2.培训培养健康教育教师，开发和拓展健康教育课程资源。

3.支持鼓励学生成立健康教育社团，开展视力健康同伴教育。

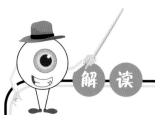

解读

在校学习文化知识固然重要，但是学习健康知识、实践健康生活方式也同样重要。后者虽然对升学并没有太多帮助，但对孩子的一生却至关重要。健康的身体是未来人才的底子和本钱，良好的身体素质靠每天的实践积累，孩子在校的七八个小时做什么、怎么做组成了孩子人生的基石，开展健康教育应该提到与进行文化教育同等重要的地位上来。

近视的成因，除了一些表面上已知的外因，还有来自家庭、社会的"近视"高压环境内因所共同造成的。扭转这种紧迫的现状需要更多有利措施，为教育松绑，为孩子提供健康的成长环境。

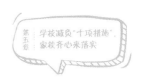

七、科学合理使用电子产品

1.学生将个人手机、平板电脑等电子产品带入课堂、带入学校时要进行统一保管。

2.学校教育本着按需使用的原则合理使用电子产品，教学和布置作业不依赖电子产品，使用电子产品开展教学时长原则上不超过教学总时长的30%，原则上采用纸质作业。

解 读

> 手机对眼睛的危害终于引起了全球人的重视，欧洲多国政府下令限制中小学生使用手机：早在2007年，意大利政府就颁布了一道全国禁令，一旦发现学生违规使用手机，可以取消其期末考试资格；希腊教育部近期宣布，将禁止中小学生在校园内使用手机及其他电子设备；英国的"手机禁令"已推广到大多数中小学校。
>
> 当然，我们也不必"妖魔化"电子产品。因为，对眼睛造成伤害的不是电子产品本身，而是每次持续使用的时间过长。

八、定期开展视力监测

1. 小学要接收从医疗卫生机构转来的儿童青少年视力健康电子档案。

2. 严格落实学生健康体检制度和每学期 2 次视力监测制度。

3. 学校和医疗卫生机构要及时把视力监测和筛查结果记入儿童青少年视力健康电子档案。

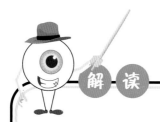

解读

建立视力档案主要是为了早预警、早发现、早干预、早预防，发挥"治未病"的作用：提早防治弱视，做到幼儿拥有一定量的远视储备、小学不近视、初中迟近视、未来低近视等。

医生要结合档案进行问诊、查诊和复诊的闭环服务，家长应选择有相应条件的医疗机构进行定期检查。

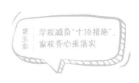

九、加强视力健康管理

1. 建立学校视力健康管理队伍，明确和细化职责。

2. 将近视防控知识融入课堂教学、校园文化和学生日常行为规范。

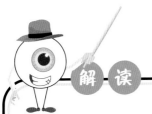

解·读

　　家庭、学校、卫生疾控机构，多方联动，健康教育与预防监测并举，对未近视的孩子要做到未雨绸缪，预防近视发生；对已经近视的孩子采用综合手段，控制近视发展。这样，通过共同努力，建立起近视的防线，构筑孩子的光明未来。

十、倡导科学保育保教

1.严格落实《3～6岁儿童学习与发展指南》，重视生活和游戏对3～6岁儿童成长的价值，严禁"小学化"教学。

2.要保证儿童每天2小时以上户外活动，寄宿制幼儿园不得少于3小时，其中体育活动时间不少于1小时。

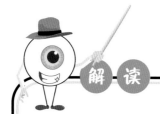

解 读

幼儿的眼睛大多为远视眼，保护好这阶段宝贵的"远视储备"，应该成为幼儿园教育的最重要任务之一。幼儿园要创设良好的游戏环境和条件，教育以游戏和体验课为主，积极开发儿童的动手创新能力，激发学习兴趣和想象力，使孩子的眼睛保持自然生长，为小学阶段的用眼预留空间。

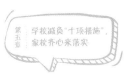

视力健康
档案

Date   /   /

第六章　防治近视，看看医生怎么说

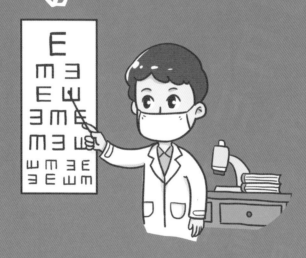

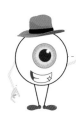

通过前面的学习，我们已经明白，近视防控是个系统工程。如果说孩子是一棵苹果树，那么眼睛就是长在树上的果子。

要想让果子长好，在树枝上加以修剪，即在行为层面加以矫正改善，肯定会有积极作用；如果在树根施肥，即家长的有效协助和良好的亲子关系滋养，当然效果更佳。

此外，我们还需要良好的大环境来支持，即国家政策、学校教师的引导等。

由此，近视是可以预防的。那么对于已经近视的孩子，是不是可以通过治疗恢复健康视力呢？

医生的回答是明确的——近视无法治疗，眼轴也无法缩短，但如果从小就建立视力健康发育档案，采取相应的医学干预措施，那么，孩子们的近视在视光师和医生的指导下可以得到更有效、更科学的预防、矫治和控制。

现在，就让我们看看，医生是怎么说的。

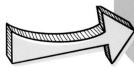

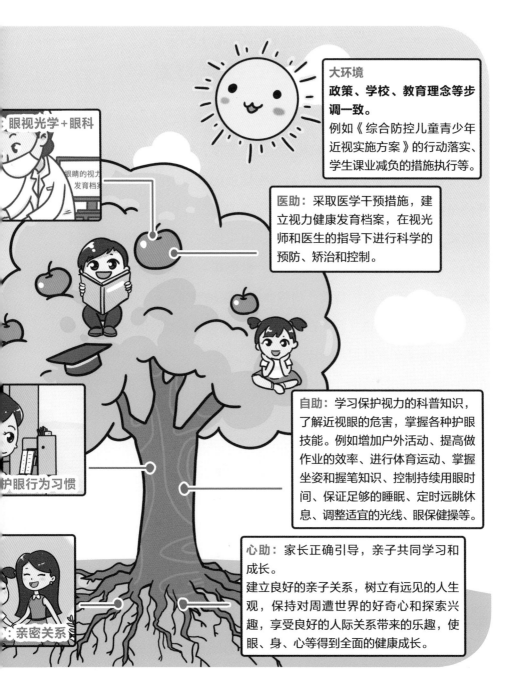

大环境
政策、学校、教育理念等步调一致。
例如《综合防控儿童青少年近视实施方案》的行动落实、学生课业减负的措施执行等。

眼视光学＋眼科

眼睛的视力发育档案

医助：采取医学干预措施，建立视力健康发育档案，在视光师和医生的指导下进行科学的预防、矫治和控制。

自助：学习保护视力的科普知识，了解近视眼的危害，掌握各种护眼技能。例如增加户外活动、提高做作业的效率、进行体育运动、掌握坐姿和握笔知识、控制持续用眼时间、保证足够的睡眠、定时远眺休息、调整适宜的光线、眼保健操等。

护眼行为习惯

心助：家长正确引导，亲子共同学习和成长。
建立良好的亲子关系，树立有远见的人生观，保持对周遭世界的好奇心和探索兴趣，享受良好的人际关系带来的乐趣，使眼、身、心等得到全面的健康成长。

亲密关系

一、不要等近视了才找医生，从小就要建立视力档案

近视治不好，关键在预防。想要不近视，唯一的手段就是预防。家长最好从孩子3岁时，就开始关注其视力发育情况，有计划地了解并记录孩子的屈光发育过程、屈光检查的情况，也就是建立《视力发育档案》。内容应包括：遗传因素、出生情况、问诊（家族史等）、行为（相关的用眼习惯、握笔姿势、坐姿等）、饮食习惯、视力、屈光状态、眼部光学生物参数（角膜曲率、眼轴等）、远视储备等。

这样做的最大意义首先在于防治弱视：3～5岁发现弱视，一般可以治好，过了7岁就很难治疗，8岁后几乎治疗无望。另一作用就是建立起一套近视防控系统，与单一的药物、眼镜或训练来做的"产品化"的防控完全不同，它是建立在全面系统的眼健康发育检查基础上的，涵盖"筛、防、控、矫、治"各个环节的全方位的近视防控闭环系统。

筛：从远视储备、遗传、眼球发育、生活方式等各方面进行"近视风险性评估"，防范未然。

防：根据近视风险性评估结果来制定个体化近视预防方案，包括：改善生活方式、视力监测等。

控：针对真性近视制定个体化近视控制方案。例如近视初发阶段：通过改善生活方式、视功能训练、药物治疗等延缓戴镜、随诊监测。对于近视≥100度（-1.00D）、裸眼视力低于4.9（0.8）的孩子，给

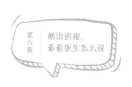

予精准配镜、指导佩戴，帮助孩子树立健康生活观念、调整生活方式，对需要医学干预的孩子，有针对性地进行医学干预。

矫：对于度数持续加深且有医学指征的孩子，可在严格筛选、充分告知和权衡风险获益之后，决定是否使用角膜塑形镜进行矫正和控制。

治：18 岁后也可选择手术治疗。

关于建档，有两个误区需要提醒家长：

误区 1：视力达不到 1.0 就有问题。

错误！首先，并非所有的孩子视力都能达到 1.0。在不同的年龄段，视力应有的水平也不同，计算

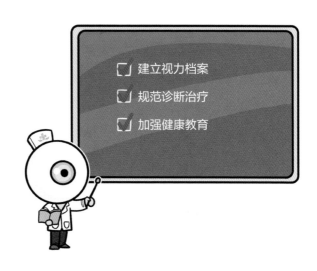

方法为周岁年龄乘以 0.2，得出的结果就是孩子的参考视力。比如你的孩子 3 周岁，那他的参考视力就是 3×0.2，也就是 0.6，到 5 岁就能达到成人水平 1.0 以上的视力。

误区 2：学校每年有视力筛查，我可以从中了解孩子的视力情况。

这想法是不对的！学校筛查工作无论在时间、设备和人员上都难达到建档所需要的条件。要想获得真正效果，医生需要结合《视力健康发育档案》为孩子进行问诊、查诊和复诊等闭环服务，所以家长应带孩子去具备相应技术条件的医疗机构作进一步检查。

二、怀疑有近视，第一步怎么办

通过前面的学习，我们发现近视并不复杂，单纯的近视检查起来也很简单。首先，找专业的视光师做综合验光。如果验光检查有近视，戴上眼镜能够恢复正常的视力，一般就可以确诊为单纯性近视。也有的医院会建议做进一步检查，由眼科医生来排查眼病。这对首诊的孩子来说，是有必要的。以下为主要的查诊步骤：

1. **问诊**：了解具体情况。

2. **查视力**：检查远、近的裸眼视力。

3. **验光**：达到最佳视力的最低度数。

4. **测眼部参数**：测量眼轴长度、角膜弯曲度等。

5. **查双眼视功能**：查有无斜视、立体感等，调节力、调节灵敏度等是否正常。

6. **排查眼病**：第一次验光，建议检查眼睛有无器质性眼病，有条件的话，还可做眼底、眼压等检查。如果验配角膜塑形镜，更需要全面检查眼部情况，确保安全佩戴。

7. **散瞳验光**：12岁以下，尤其是初次验光，伴有斜弱视和较高散光的儿童，建议散瞳验光。

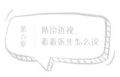
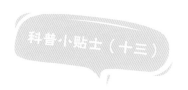

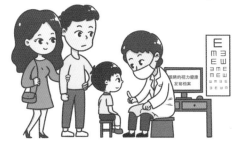

近视防控的问诊方法

　　首次验光检查，医生或视光师的问诊应尽可能包含如下内容，既可以预评估近视风险，又能起到科学宣教的作用：

　　基本信息：年龄、上学情况、看黑板是否清晰。如果戴过眼镜，加问：原镜戴着怎么样；戴了多久；以前每年的加深速度怎么样。

　　孩子的身体健康状况如何，眼睛有否得过什么疾病。

　　目前眼睛有什么不好（清晰度、症状等）。

　　第一次发现近视是什么时候。

　　父母是否有近视，家族中有没有人是高度近视。

　　平时户外活动时间每天有多久。

　　课间休息有走出教室做户外活动吗？

　　请说一说你的学习、写作业等用眼情况。

　　（引导写字，悄悄观察握笔姿势）平时读写姿势正确吗？

　　平时玩手机电脑等电子产品多不多，一般一次持续使用时间有多久。

　　最近一年身高长得快吗？

　　您这次过来主要想解决什么问题。

　　还可追加问诊与学习相关的内容：平时作业多不多？效率高吗？家长还会额外布置作业吗？业余还参加与近距离用眼相关的培优课吗？一般几点可以完成作业？几点钟睡？几点钟起床？平时爱运动吗？一家人共处时有玩电子产品的习惯吗？等等。

三、教会宝宝认视力表，越早越好

从幼儿园时期开始，就应定期检查孩子的视力、屈光度、眼轴长度、角膜曲率和眼底等，建立儿童眼屈光发育档案。对于有高度近视家族史的儿童，应加强定期随访，进行重点防控，教会宝宝认视力表，越早越好。以下方法可供参考：

1. 能指出方向并不意味着看得清楚，同时还要追问："你看清楚了几行，这行看得清吗？"

2. 家长应尽早让儿童学会认视力表，可以用形象的比喻加以引导："这是妈妈手上的三根手指，看看妈妈现在指向哪里？"或者将视力表的图案比喻成鳄鱼嘴巴、迷宫等，也可以用画图示意。

3. 如果小朋友的注意力不容易集中，也可以采用奖励的方法。

医生可以这么问："小乌龟被关进了黑房子，小朋友快告诉它，应该往哪个方向爬？"

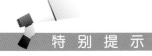

特 别 提 示

3～4岁的孩子裸眼视力一般可达到0.6～0.8以上，到了5岁大多能达到1.0以上。对于视力正常的孩子，一定要检查远视储备还剩多少。最简单的方法是在眼前加远视镜片，使视力明显变模糊的度数即为远视储备。

四、配个眼镜，有必要做这么复杂的眼科检查吗

近视眼不可逆，也无法治疗。单纯性近视眼因未发生病理性改变，一般认为不属于典型的眼病。有条件的医院的验光配镜和近视矫治工作都由视光师来开展。

那么，在什么情况下必须由眼科医师来查诊呢？

建议如下：

1.首次验光，建议排查眼病：裂隙灯检查，了解眼睑、结膜、角膜、虹膜、前房、瞳孔、晶状体等情况；有条件还可以做眼底、眼压等检查。

2.视力低下及戴镜视力达不到正常者，建议做眼科检查。

3.高度近视眼患者，应该定期散瞳检查眼底，避免高度近视并发症的发生。

4.眼前有细尘状感、飞蚊感或合并有闪光感者，应做眼科检查。

5.孩子如果突然出现视力下降、双眼不适症状，应及时就诊，做眼科检查。

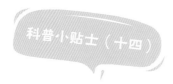

科普小贴士（十四）

眼视光学是什么专业

眼视光学是一门以保护人眼视觉健康为主要内容的医学或理学领域学科，基本方法是应用光学的手段来解决人们的视力问题。在近视矫治过程中，眼视光师主要解决屈光不正的问题，眼科医师主要解决眼病问题。

我国有100多所高校开展了眼视光专业的研究生、本科和专科学历教育。随着我国视光师人才的培养力度不断加大，眼科医师和视光师的分工也将越来越明确。

在我国，眼视光学的首要任务是服务儿童青少年的近视，以开展近视眼的防、控、矫、治等系列服务为主。鉴于近视控制主要靠预防，预防的关键又在于孩子和家长，因此，眼视光师另一价值的体现还在于向家长和社会提供科普服务，通过科普阻断近视的滋生环境。眼视光师要想发挥更大作用，科普及查诊过程中需要更加重视人文关怀的环节。

笔者一直主张在工作中"既要关心孩子的近视，更要关心近视的孩子"，力图对"人文关怀、眼视光服务、诊治"三者进行有机结合，检查过程要特别重视问诊沟通、宣教指导、行为习惯干预等人文服务。笔者发现，如果以此为基础再进行建档跟踪和系统干预，常常可以取得令人满意的效果。这种诊疗模式很耗时，也有一定的挑战性（有时甚至要会为一个握笔姿势而跟踪一年），但这些用心付出大都会获得丰厚的回报。笔者把这种方式叫作"人文眼视光诊疗"模式，在此分享，让家长知悉，也供同仁们参考借鉴。

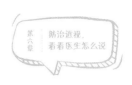

人文眼视光分享——一个"虎妈"的转变

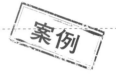

1. 查诊过程简述

这个男孩的眼睛让医生们感到头痛——他 3 岁时就近视了，今年 6 岁就已发展成为中度近视，每年仍在持续加深。这位焦虑而用心的妈妈找遍了名院，还为此做过基因检测，得到结果都是"没发现特别情况，无法治疗"，全家人一筹莫展。孩子 4 岁开始至今就一直在香港特区就诊，目前解决方案是佩戴框架眼镜，每晚使用低浓度阿托品滴眼液。他们 20 天前才从香港复查回来，经朋友介绍来门诊找到了我。

眼科医师排查器质性疾病后，我详细检查了孩子的眼轴、眼压、调节、集合、屈光状态、视功能等，同时也仔细观察孩子本人的状态和习惯、父母间的亲密关系，孩子和爸妈之间的互动等。

通过一个多小时的检查，两个多小时的沟通，我们达成了如下解决方案：

（1）配镜矫正，完全足矫到 400 度加散光（这里有个重大疑问：比香港医生半月前检查的要高 150 度。因为孩子有轻微弱视，所以我坚持足矫）。

（2）维持香港医生开具的低浓度阿托品治疗，更换眼镜为周边离焦镜片（该产品对部分孩子有一定的防控作用）。

（3）孩子要养成良好的用眼习惯，多参加户外活动。

（4）爸爸妈妈要在家里营造一个不近视的环境，特别强调不要给孩子布置额外的作业。

（5）建议妈妈学习亲子关系方面的课程，改善和孩子家人的相处方式。

（6）嘱咐妈妈三个月后带孩子过来复查，视情况再调整方案。

妈妈愉快接受，全家信心满满。看起来很简单，但有些情况引起了我的思考：

明明近视度数加深了 150 度，为什么香港医生没查出来？

2. 虎妈实在太厉害，医生压力大

这个妈妈特别爱学习，屈光知识几乎无所不知！

我正要给孩子测眼位，妈妈说："他有外隐斜！"

光学生物测量仪的结果一出来，没等我开口，她就叫起来："坏了，又变长了 0.12mm。"

我介绍周边离焦软镜时，她若有所思地说："白天戴确实安全些，但戴久了对眼角膜的厚度是否会有影响？"

她问我还有没有别的办法，我说还有一种手术。她抢着说："后巩膜加固手术吗？"（这哪是看病，几乎是专家会诊）

还有很多细节，让我无法想象这个妈妈为孩子的近视付出了多少心血。除了吃惊，也让人感动。

由于和半个月之前香港医生的检查相差甚大，我不敢马虎，经过反复检影核对，通过眼轴和角膜曲率等参数再三推算，最终得以确诊。但为什么短短的时间就加深如此之多？

有种可能是：妈妈太"懂行"太焦虑，让医生和孩子都感到压力，每次检查度数都没有完全到位。

我发现，为了让妈妈高兴，孩子每次在检视力表时，都会使劲眯眼睛来猜测，结果总是虚高。

我要求妈妈在一旁止语静观，用了好几种方法进行了证明：把睑裂拉大；

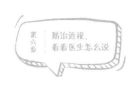

换成 C 字表；加正镜和负镜分别比较，询问清楚度；红绿视标对比等。

妈妈最终接受了事实。在告别的时候，她要加我微信，说以后有不明白的地方继续向我咨询。我忍不住笑着说：

"你太客气了，你也是半个专家。"

3. 给孩子更宽广的空间

作为现代知识女性，这位妈妈和大部分人年轻人一样，特别依赖医学技术的作用。她通过网络了解到了低浓度阿托品、角膜塑形镜、后巩膜加固术等。但她从来没有想过，课业负担、行为习惯、生活方式及家庭的亲密关系也在保护视力中发挥着重大作用。

交流中我留意到，爸爸一直在场旁观，完全被妈妈忽视。孩子的一举一动也尽在妈妈的"监视"中，稍有小动作就会受到严厉制止。下楼梯时孩子要牵妈妈的手，被一巴掌打开："男子汉要自己独立走。"同时也发现，妈妈玩手机毫不自律，一有机会就刷微信。

我委婉地告诉她："爸妈才是防控近视的首席专家。近视并不怕，从某种层面上说，近视也是我们的老师，正在善意地提醒我们生活中行不通的东西，并不断要求我们改善。"我把自己的经历分享给她，并提了两点建议：

一方面要注意夫妻之间亲密关系的建设。爸爸妈妈关系好了，孩子就会感到安全和被爱，很多情况自然会好转。另一方面，在孩子面前尽量不要当教官，要做妈妈。可以坚持原则，但要和善。

说来也巧，这位妈妈恰是体育学院的教官。

她有些不好意思，但笑容舒展了很多。

4. 亲、子、医合力，我们还可以做得更好

平心而论，孩子虽然才 6 岁，但心智非常成熟，配合得极好。在检查眼压和生物测量仪时，小小的脑袋坚持着纹丝不动。我忍不住表扬他：

"你配合得真好，谢谢你。"

连续检查一个多小时后，孩子确实累了，认视力表时有点走神，于是我在他表现好的时候奖励他小礼物，注意力一下子又回来了。

点散瞳眼药水时，护士温柔地告诉他："这个药水点得很舒服。"（而不是说："不痛。"）他就乖乖地配合了。

每指对一个视标，我都会由衷地感到高兴："又对了，很棒！做得很好！又指对了，恭喜你！"

整个过程非常自然轻松，妈妈感叹："这是我孩子表现最好的一次，真是太难得了！"

我们对孩子的尊重和接纳也给妈妈带来了启发，后来她在微信中说：

"我决定从今天开始，学会多一些肯定和允许，给孩子更宽松的成长空间。"

我完全相信她可以做得很好，她绝对是一位一言九鼎的、了不起的妈妈。我向她推荐了一些亲子关系的书籍，同时也"乘胜追击"：

"和孩子在一起时，一定要把手机藏在看不见的地方，这样孩子就会更加感受到被重视和被爱。"

她说："谢谢，今天白天我们全家人都在户外游玩，我们都做到了！"

……

后来，虎妈再也没有去香港看眼睛了。我们之间建立起了良好的信任，在亲、子、医的三方共同努力下，孩子的近视发展速度在后面的两年中得到了较好的控制。

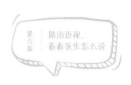

五、散瞳验光对眼睛有害吗

睫状肌麻痹验光即通常所说的散瞳验光，是国际公认的诊断近视的"金标准"。建议12岁以下，尤其是初次验光，或有远视、斜弱视和较大散光的儿童一定要进行睫状肌麻痹验光，确诊近视需要配镜的儿童需要定期复查验光。（摘自国家卫生健康委《近视防控指南》2018-06-05）

儿童的眼睛调节力非常强，在调节没有完全放松的状态下验光，检出的近视度数容易偏高。散瞳验光是用药物把眼睛的睫状肌完全麻痹，让其在失去调节作用的情况下进行验光，这样能够检测出孩子准确的近视度数。

在临床中我们发现少数孩子，在散瞳验光之前只有0.7的视力，电脑验光为近视状态。散瞳后再次验光，眼睛由近视变成了轻微的远视，裸眼视力达到1.0以上。由此可见，对近距离用眼较多的学生来说，散瞳验光非常重要。

使用散瞳剂，眼睛有时会出现轻微的刺痛感，还会因为瞳孔放大而出现畏光、模糊等情况，快速散瞳一般6～8个小时后就会完全恢复。散瞳验光对眼睛没有伤害，家长大可以放心。

极少数孩子因禁忌证（比如青光眼）而无法做散瞳验光，可以由经验丰富的视光师做"视网膜检影法验光"。该方法要求患者眼睛注视远方，视光师通过观察瞳孔区的反光来判断屈光度数。这种方法也能很大程度地避免由调节引起的度数误差。

　　对于 7 岁以下的近视儿童，尤其是远视和斜弱视的患者首选阿托品眼用凝胶散瞳，其效果最强，持续时间久，一般 3 周后瞳孔才能恢复正常。

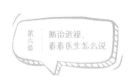

六、眼睛查不出疾病，但为什么总是疲劳

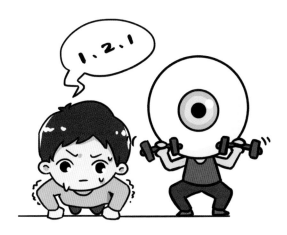

我们的眼睛除了看清楚远处物体，还能够准确判断其形状、高度、距离等，这种能力必须靠双眼合作才能具备，所以叫"双眼视功能"。

如果孩子视力虽然很正常，但眼睛出现容易疲劳、看 3D 电影没有立体感、走路老是碰到东西、运动视觉不良等情况，就应该做进一步视功能检查。

检查内容主要有：双眼单视功能、双眼融合功能和立体视觉及立体视锐度。

如果均为正常，但仍存在明显的视疲劳，还应更进一步做眼视光检查：包括调节幅度、调节反应、相对调节、调节灵活度、集合幅度、正负融像性聚散、AC/A、眼位诊断等。

（此处家长仅需了解，无需进一步学习。）

七、单纯性近视怎么矫正

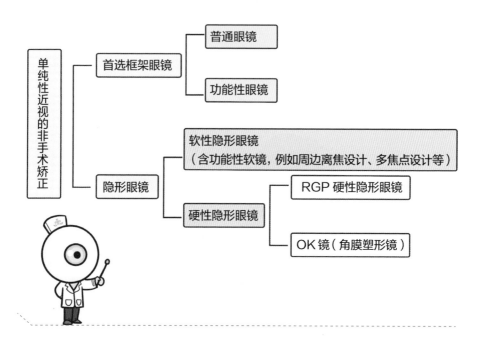

非手术矫正单纯性近视，主要以光学镜片为主。

近视眼镜有两种：一种是框架眼镜，另一种是隐形眼镜。其中框架眼镜还可分为两种：普通眼镜和功能性眼镜（如渐进多焦点眼镜）。

另外，隐形眼镜又分两种，一种是硬性隐形眼镜，另一种是软性隐形眼镜（含特殊设计软镜）。

硬性隐形眼镜又分两种，一种是普通设计的硬性隐形眼镜（RGP），另一种是经特殊设计带角膜塑形作用的硬性隐形眼镜（俗称 OK 镜）。

以上矫正方法根据眼睛条件的不同，适合人群也不同。后面一一分述。

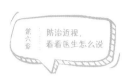
八、近视眼镜的度数要不要配低一点

框架眼镜是最简单安全的矫正器具，目前专家普遍共识是：度数配得过高会导致人为造成远视，为了看清楚，眼睛要用更多调节力，加重近视发展，应当避免。同时，度数太低也会产生"模糊效应"，也可能会诱发近视度数进一步加深。

所以最佳方案是，选择最好矫正效果的最低度数。

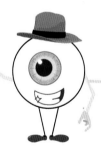

九、为什么近视眼镜的度数越戴越高

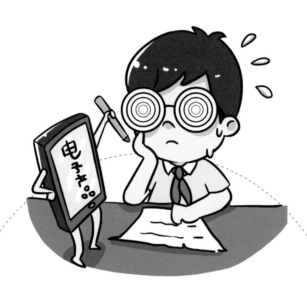

眼镜只是矫正器具，没有"能力"让你的度数变高或降低，近视度数的增高另有原因。青少年近视度数本身就不稳定，需要加倍保护眼睛才能保持不发展。一般到 18 岁后，度数就会逐渐稳定。

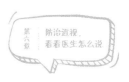
十、近视多少度应该戴眼镜

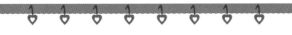

　　中小学生 100 度（-1.00D）以下的轻微近视，如果学习和生活不受任何影响，可以暂时不用戴眼镜，但至少每半年进行一次复查。一旦看黑板不清楚或感觉吃力，则建议及时验光配镜。

　　儿童青少年 200 度（-2.00D）以下的近视眼镜，可以不用长期佩戴，但看远处时必须戴镜。超过 200 度（-2.00D）的近视则建议长期佩戴眼镜。

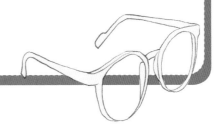

十一、配镜处方怎么看

配镜处方的关键词为：屈光性质、度数、轴向和瞳距。

例如下面处方：

OD：$-1.50DS/-0.75DC\times180=1.0$

OS：$-2.50DS/-1.75DC\times170=1.0$

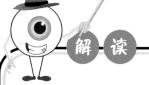

光别\用别		球镜 S.	柱镜 C.	轴位 AX	棱镜/基底 P/B	裸眼 NV	矫视 V
远 □	OD.	-1.50	-0.75	180		0.3	1.0
近 □	OS.	-2.50	-1.75	170		0.2	1.0
角膜接触镜	R:				备注：		
	L:						
瞳距 62mm[R:30mmL:32mm]			瞳高：		下加光（ADD）：	移心：	

解 读

　　OD 表示右眼；左眼用 OS 表示。也可以用 R、L 表示右眼和左眼。

　　"-1.50DS"，表示近视 150 度；

　　"-0.75DC"，表示近视散光 75 度；

　　"×180"，表示散光轴的方向；

　　"=1.0"，表示矫正视力为 1.0；

　　PD 表示双眼瞳孔之间的距离为 62mm。

　　其中，"-号"表示近视；"+号"表示远视。

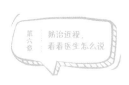

十二、孩子应该选什么样的眼镜

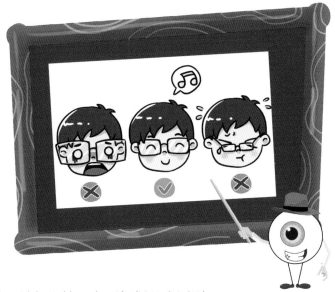

孩子选择眼镜，主要把握几个原则：

1.给孩子选眼镜，首先要尽量让孩子参与选择，他才能喜欢佩戴。

2.眼镜架的尺寸大小，要根据瞳孔距离来匹配，大小要适中。医生会准确测量瞳距，根据瞳距的大小来推荐眼镜架的规格范围。

3.近视度数较高者，可选择超薄、非球面镜片，佩戴舒适性更好。另外，镜面硬度越高，就越容易擦拭干净，且更加不易划伤。

4.对于近视度数发展较快的孩子，建议征求医生的意见，可以尝试选择"功能性镜片"，主要是多焦点镜片或视网膜周边离焦设计的镜片。这种产品对部分孩子可能有一定的防控作用，但必须通过进一步检查，确定眼睛条件适合才可以考虑。同时要遵医嘱进行跟踪复查，必要时要对方案进行及时调整。

十三、戴眼镜会不会使眼球凸出

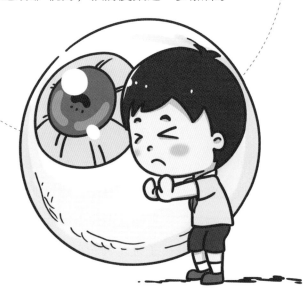

不会。眼球凸出，主要是近视本身造成的，与戴眼镜没有关系。眼球由于高度近视眼轴变长，而眼眶却没变，眼球就会显得有些凸出。

因此，儿童青少年佩戴眼镜后，一定要加倍注意保护视力，预防度数进一步加深。

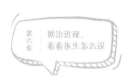

十四、有没有框架眼镜可以控制近视发展

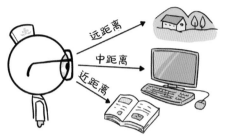

镜片通过特殊设计后，看不同距离，均可减少使用调节力

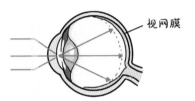

镜片通过特殊设计后，中央成像在黄斑部，周边落在视网膜前。

目前有两种眼镜片都宣称可以延缓近视发展。一种是多焦点眼镜，另一种是周边离焦眼镜。它们在理论上有一定的依据，前者解决调节问题，后者根据角膜塑形镜的控制原理，解决视网膜上的成像离焦问题。

但是，以上两种方法的防控功能均未得到普遍公认。

有些医疗机构也在给近视发展较快的孩子尝试使用以上两种方法。但眼睛条件必须符合要求，且要严格遵照医嘱，定期复查，监测各种不良反应和副作用。目前发现，看近处存在明显外隐斜或外斜的青少年并不适合佩戴渐进多焦点镜片，否则可能会导致症状加重，影响双眼视功能。

十五、防控近视有哪些手段可以使用

目前经循证医学证实有效的防控近视的方法主要有 4 种：

☑ 1. 户外阳光下活动（预防近视、延缓近视加深）。

- -

☑ 2. 对已经近视的患者，首选验配框架眼镜（安全、有效迅速改善视物能力，缓解视疲劳）。

- -

☑ 3. 低浓度阿托品滴眼液（目前我国大陆地区还处于临床试验阶段，未正式批准生产）。

- -

☑ 4. 角膜塑形术（不做首选推荐，因为并发症风险比框架眼镜大，只适合少部分患者，暂时恢复裸眼视力，不能从根本上治疗近视）。

- -

以上 4 种方法在本书中都有详细介绍。另外，硬性隐形眼镜（RGP）、特殊设计的周边离焦软镜、周边离焦眼镜和多焦点眼镜等矫正方法，对部分儿童青少年也具有一定的延缓近视进展的作用。

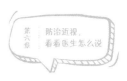

十六、小朋友能戴软性隐形眼镜吗

佩戴软性隐形眼镜，对个人卫生、定期复查、每天护理、不适随诊等要求较高，所以若无特殊用途，不建议中小学生佩戴。

隐形眼镜可帮助部分儿童恢复双眼视和促进视觉发育。比如说双眼度数相差超过 3.00D 的屈光不正者，戴框架眼镜无法建立良好的双眼视功能的患者，戴隐形眼镜就可以帮助其更快地改善视功能。

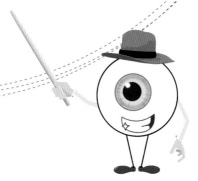

十七、什么情况下，
适合戴硬性隐形眼镜（RGP）

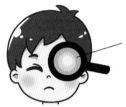

为弱视伴随眼球震颤的儿童戴 RGP，提高矫正视力，并缩短弱视治疗的周期

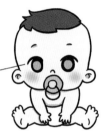

给 6 个月大的先天性白内障婴儿手术后戴 RGP，促进眼部正常发育

特 别 提 示

考虑到将儿童青少年的佩戴安全风险放在高优先级别考虑的原则，笔者在这里不推荐首选与角膜接触的任何产品，而推荐首选框架眼镜。

另外，长期处于多风沙、高污染环境中者，以及经常从事剧烈运动者等应慎用。伴随眼病的患者在验配前，应由眼科医生检查后再做选择。

2018 年国家卫健委发布的《近视防控指南》指出，硬性接触镜（RGP）适用于有需求而又无禁忌证的任何年龄的佩戴者。

为什么适合"任何年龄"呢？

主要是因为 RGP 容易清洗干净，透氧性很高，也被称作"会呼吸的隐形眼镜"，在美国还被批准可以连续佩戴 30 天不用摘镜（在中国仅批准日戴）。所以，孩子使用 RGP 相对比较安全。对于特殊眼睛，RGP 有着难以取代的优势。比如眼角膜表面存在不规则散光、双眼度数相差特别大者，用框架眼镜难以矫正，都应优先考虑 RGP 矫正。高度近视眼佩戴 RGP 矫正视力比框架眼镜好，而且可以减少普通眼镜的三棱镜效应和视野受限等带来的不适，也可优先考虑。

十八、角膜塑形术（OK 镜）可以治疗近视吗

角膜塑形镜主要有两种作用：

对于中低度近视眼，夜里戴镜矫正，白天摘镜后可以恢复到良好的裸眼视力，也就是说，表面上看暂时"治好"了近视。

根据国家卫健委《近视防控指南》，角膜塑形术对青少年近视的进展有一定的延缓作用。

但近视处方依然首选框架眼镜、户外活动、家校综合措施。角膜塑形镜仅适合部分人群。

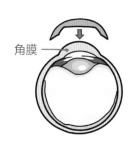

角膜塑形镜片

角膜

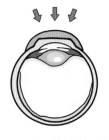

利用睡眠做治疗

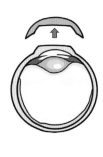

塑形后的角膜

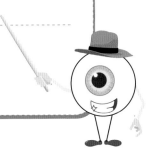

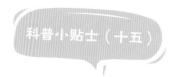

科普小贴士（十五）

角膜塑形镜

这是一种逆几何设计的硬性透气性接触镜，通过佩戴使角膜中央区域的弧度在一定范围内变平，从而暂时性降低一定量的近视度数，提高裸眼视力，但这种方法降低近视度数的效果有限，一般用于600度以下的人群。矫治效果也与佩戴者自身角膜生物力学特性、近视程度、角膜形态及患者依从性等诸多因素有关。其近视矫治效果是可逆的，一旦停戴，近视会恢复到原有水平，因此角膜塑形术并不能真正治愈近视。

资料来源：中华医学会眼科学分会眼视光学组也发布了《角膜塑形术的临床风险防控指南》（2017）

- -

临床试验发现长期佩戴角膜塑形镜可延缓青少年眼轴长度进展约0.19mm/年。在一般接触镜适应证与非适应证的基础上，重点强调未成年儿童需要有家长监护配合治疗。对于较高屈光度数等疑难病例的验配，需由临床经验丰富的医师酌情考虑验配。

资料来源：《近视防治指南》国家卫健委 2018.06.05

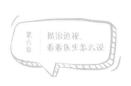

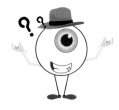

十九、了解角膜塑形镜

角膜塑形术历经了60多年的发展，因它在非手术矫正近视和控制近视发展方面的应用优势，从而开始在临床应用。目前镜片材料透氧性有显著提高（DK值在90以上），设计不断改进，验配管理规范，已经进入相对成熟安全的发展阶段。

角膜塑形镜毕竟是接触镜的一个大的分支，从验配和使用以及镜片消毒护理的角度会存在着一定的适应性问题和增加角膜感染的风险，但这些风险可防、可控，需要严格筛选适应证、规范验配、正确使用、严格复查和消毒护理，医患双方密切配合，才能够保障戴镜的效果和安全。

使用过程中须做到：

1. **遵医嘱定期复查**。检查眼角膜的健康状况、泪液的质量、角膜地形图、矫正视力等。

2. **规范操作**，平时也要讲究卫生。

3. 中途眼睛如果感到不适，比如畏光、流泪、疼痛等症状，就要马上停戴，及时就医。

同时，角膜塑形镜并非人人适合，如果存在以下情况，则不建议使用：

1. 八岁以下的孩子因为难以配合，不建议使用。

2. 过敏体质或有过敏性结膜炎的患者，必须先经过治疗，症状缓解后才能验配角膜塑形镜。

3. 目前角膜塑形镜批准最高矫治度数为 600 度（-6.00D）。孩子的近视度数越低，矫治的效果也越理想。故高度近视不适合用角膜塑形镜矫治。

4. 存在不能及时复诊或其他安全风险的情况。

孩子在佩戴前，孩子与父母应充分了解风险，并签署知情同意书，按照要求严格佩戴流程，及时复诊。

为了帮助孩子更好地保护视力，视光师应做到充分的科学宣教：告诉他们角膜塑形镜只是缓解近视的暂用工具，控制近视发展的最彻底、最好的方法仍是在根本上改善用眼行为习惯和生活方式。如果过度依赖工具，无疑于是吃了片"止痛药"，而真正的问题悬而未决，近视的根本原因并没有真正消失。

5. 有严重倒睫已伤害到角膜。

临床上发现有少数小朋友在使用角膜塑形镜过程中，因为倒睫问题而频繁发生角膜点染，这种情况应暂停佩戴，待倒睫问题得到良好处理后，方可继续使用。

少量倒睫可直接拔除，数量较多且明显影响角膜健康者，可考虑手术。也有家长去美容院把孩子的睫毛烫得翘起来，这种方法一次可以保持 2 ~ 3 个月，也可以借鉴。

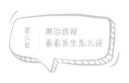

科普小贴士（十六）

误区和释疑

误区：为什么有时叫"OK镜"，有时也称为"角膜塑形镜"？

释疑：角膜塑形镜的英文全称Orthokeratology，简称Ortho K。"OK镜"的称呼主要缘于20年前，那时的材料透氧性很低（DK值均低于50），镜片的加工设计很粗糙，验配技术监管不到位，结果导致了一系列的角膜损伤事件，随着2002年原卫生部发文后就淡出了市场。

角膜塑形镜是最近几年出现的新产品，矫治原理和OK镜相同，但安全性却完全不同。一是在材料上做了改变，采用的是高透氧材料，DK值接近100，完全满足夜间佩戴的需要；二是在设计上做了改变，采取四区多弧的设计，达到了全吻合的塑形效果；三是验配流程更加规范，严格要求由眼科医师和视光师相互配合，定期跟踪复诊，确保健康矫正。

由于角膜塑形术对学生近视矫正有着明显的优势，现已被眼科医师普遍接受。为了跟OK镜划开"界线"，医生更喜欢称之为"角膜塑形镜"。另外，由于矫治效果对验配技术要求很高，也有医生称之为"角膜塑形术"。

二十、戴角膜塑形镜安全吗

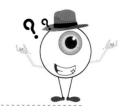

角膜塑形镜佩戴时需要直接与角膜接触，安全性不如框架眼镜。框架眼镜属于无创性视力矫正方法，而角膜塑形镜则属于半有创性矫正方法。对于小朋友，医师首先推荐框架眼镜进行视力矫正。对于角膜塑形镜本身来说，安全性是值得肯定的，一是由于角膜塑形镜的透氧性比较高，达到了夜间佩戴的需求；二是眼睛通过塑形后，贴合度和舒适性比较好，一般都能适应。另外，由于角膜塑形镜的直径比较小，在眼角膜上占据的面积就比较小，泪液在眼睛中的活动空间就很大，一般不会带来干眼症等问题。最近几年，国内尚没有出现关于角膜塑形镜的群发性安全事故的报道。

尽管如此，由于它的主要矫正方式为过夜佩戴镜片，镜片压迫角膜的设计原理，角膜塑形镜引起并发症的概率比佩戴其他接触镜要高，因此国家对角膜塑形镜的验配有明确规定：目前我国已经批准上市角膜塑形镜的矫正屈光度最高为600度，并要求此类产品说明须标注8岁以下儿童禁用。角膜塑形镜是一种第三类医疗器械，必须要去有资质的机构验配，且要求在眼科医师的指导下进行。

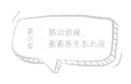

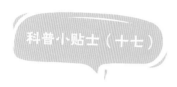

科普小贴士（十七）

角膜塑形如驾车，小心驶得万年船

随着全社会对近视防控工作的重视程度逐渐增高，越来越多的家长咨询角膜塑形术。少数家长认为：全国有数十万人在使用，安全上肯定万无一失！

这个想法非常不可取！

众所周知，角膜塑形镜需要与眼角膜直接接触，其特殊设计又会对角膜造成一定的"压迫"，使用风险显然是存在的。所以，家长如果缺乏风险意识，就会给视光师和医师带来压力，并埋下安全隐患。想做到"零"风险矫正，必须有医师、视光师、家长和孩子的四方共同努力，做到未雨绸缪。

一、什么是角膜点染

角膜点染是角膜塑形镜使用过程中最常见问题，指的是角膜上皮层出现细胞脱落或轻度损伤，用"荧光素钠"（医用染色剂）对角膜染色后，呈点状着色。医生习惯简称"点染"。

为什么会着色呢？因为细胞脱落的地方留有轻微缺损，此处易滞留溶液，就如一滴墨水滑过玻璃，有划伤的地方易留下墨痕。

那么，点染的危害大吗？

这需要我们从认识角膜开始。如果说整个眼球是个城堡，那么上皮层就是城墙，上皮细胞就像守护城墙的卫士，这些细胞会不断地新陈代谢，始终保持战斗力。当有细菌等入侵时，他们用"肉身"前赴后继地保卫城堡安全。城墙轻微破损（轻度点染）一般1～2天就可自动修复。

由此可见，上皮轻度损伤不会直接危害眼健康。但是如果"士兵"阵亡多了，"城墙"就容易失守，敌人（微生物等）就更容易入侵。所以，上皮一旦损伤，就应尽快修复，以阻断外来侵扰。

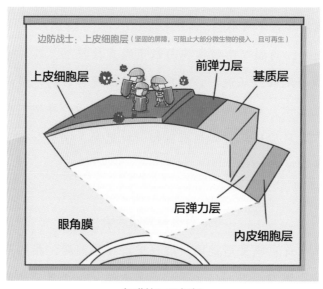

角膜的五层组织

二、角膜问题拖不起、伤不起

角膜点染根据程度不同，可分为4级。医生会根据具体情况要求复诊观察或停戴治疗。视光师会分析原因，对因处理，调整配适状态。通过医技协作和家长孩子的认真配合，直至点染消失。

但是如果未按医嘱停戴接触镜，又拖延不治，致病的风险就会逐

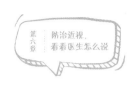

日加大。下面让我们了解一下角膜接触镜的并发症是如何一步步发展出来的。

始发阶段：上皮点染

医生说："上皮点染2级，要暂时停戴，及时修复。三天后复查。"

家长太忙，未及时带孩子复诊，上皮未修复，而且，孩子护理镜片不规范，清洁不彻底，于是细菌、病毒等微生物趁机入侵……

此时症状：刺激感、疼痛、畏光、流泪、分泌物增多、充血。

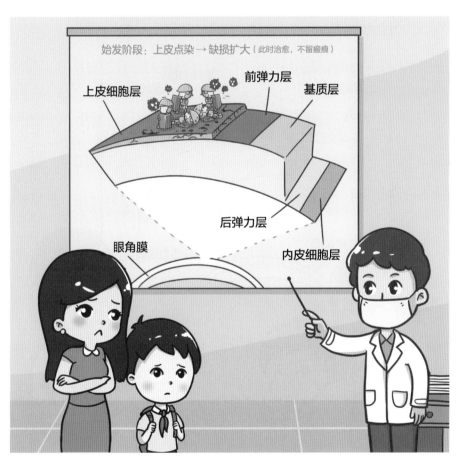

第一阶段：上皮损伤，可完全修复

这一阶段，问题仅只发生在上皮层，如果及时修复，可以不留瘢痕，恢复如初。但如果拖延不管，强行继续配戴，就可能发展向第二阶段。

发展阶段：累及前弹力层

拖到第二阶段，角膜发生感染浸润，累及第二层（前弹力层），这层组织损伤后不可再生，故治愈后可留下薄薄的云翳，虽然肉眼难以发现，且对视力影响也不大，但云翳长期难以消退。

如果拖延不治，就可能发展进入第三阶段。

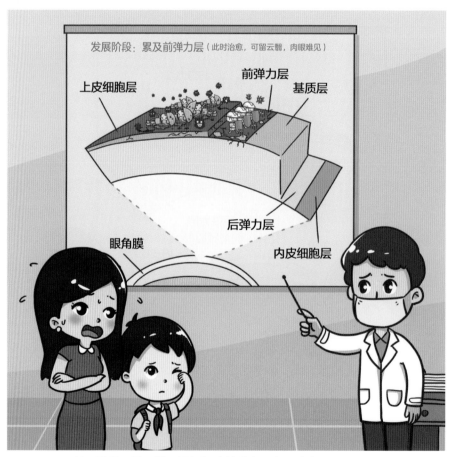

第二阶段：累及第二层组织（前弹力层），治愈后可留云翳

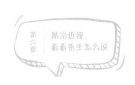

严重阶段：伤及基质层

炎症或微生物继续向深处攻击，侵犯到了第三层（基质层）麻烦就大了，此时再治疗，轻则留下斑翳，严重的甚至可留下白斑，严重影响视力！

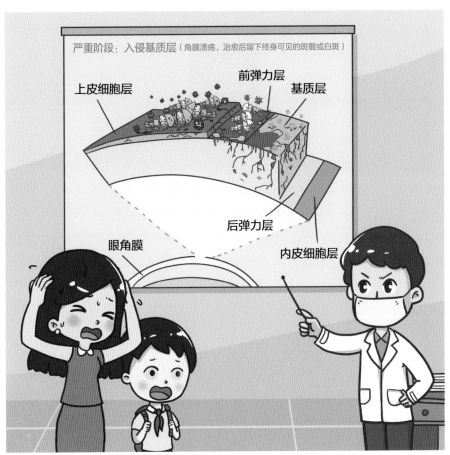

第三阶段：侵犯第三层组织（基质层），治愈后留斑翳，影响视力

由此可见，配了一副角膜塑形镜，相当于新购了一辆车。

• 必须认真学习驾驶技术！

• 必须不断强化安全意识！

以下《角膜塑形镜安全使用问答及视频教材》，可以通过扫二维码获取，进一步来学习相关知识，更好地避免健康风险。

《角膜塑形镜正确使用问答及说明》

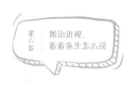

二十一、哪些孩子适合佩戴角膜塑形镜

根据近视患者的角膜几何形态和屈光度数佩戴特殊的硬性角膜塑形镜，通过夜间佩戴 8～10 小时，促使角膜形态发生改变，从而降低近视度数，白天无需佩戴任何眼镜即可获得清晰的视力，这样的技术叫角膜塑形术。角膜塑形术需要在眼科医师和视光师的相互配合下完成，需要经过各种检查再来综合评估是否适合佩戴，一般要符合下面 7 个条件：

1. 年龄在 8 岁以上。

2. 近视度数低于 600 度，散光度数低于 200 度。

3. 眼睛没有角膜方面的疾病。包括：角膜炎、角膜混浊、角膜新生血管等，这些都需要在医院进行专业的检查。

4. 眼睛没有其他禁忌证，如急性结膜炎、泪囊炎、青光眼，严重全身性疾病如糖尿病、风湿病等。

5. 孩子要有良好的卫生习惯，比如，不用脏手揉眼睛，看书时注意坐姿等。

6. 有条件按医嘱定期带孩子复诊。

7. 能够顺利通过佩戴试验：医生会根据孩子的角膜形态和近视度数选择试戴片让孩子试戴，一般需要 1～2 个小时，之后，医生再评估孩子能不能适应。

二十二、"近视不要紧，反正长大了做手术治疗！"这种说法对吗

有的学生近视后，把全部希望寄托在手术治疗上，认为"反正以后要做手术的，度数高一点低一点无所谓。"这种观念大错特错。

目前近视无法治疗，只能矫正和控制。治疗和矫正有着根本的区别，治疗在医学上讲的是治本，而矫正只是改善症状。近视矫正最常用的方法就是戴框架眼镜来矫正视力，其次是戴接触镜、角膜塑形镜，还有激光手术和ICL植入等手术方法。

激光手术只是把角膜"磨"平坦一点，降低其屈光度，从而达到矫正近视的目的。也就是说，激光手术只是在角膜上"雕刻"一副"隐形眼镜"。这种手术并没有缩短眼轴，只是免除了戴眼镜的麻烦。首先对高度近视所潜在的并发症根本没有产生治疗作用，甚至有学者还认为可能会增加并发症的风险。

其次，并不是人人都适合做手术。只有在角膜厚度、眼压、角膜地形图、眼健康等完全符合手术条件的情况下，方可实施。

最后，度数越高，所需要切削的角膜组织也越多，对眼睛的风险也就越大。

所以我再三强调，孩子一旦得了近视，必须无条件地采取保护措施，防止其进一步发展。

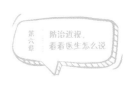

二十三、明明在"康复中心"提高了视力，医生为什么还说没效果

很多家长见孩子小小年纪发生近视，内心恐慌，到处找民间视力康复中心做各种理疗。

中国台湾地区的医师做过此类研究，结果显示，穴位按摩等对近视眼的防控并没有帮助。还有些物理治疗，声称可以让孩子快速摘掉眼镜，其真正原理是通过训练副交感神经的反应，让瞳孔变小，造成针孔成像的效应使裸眼视力提高。这方法并不可取，因为它只是暂时提高了视力，而近视度数非但不会降低，反而可能会因眼球受到压迫发展更快。

这里再提示一下："治视力"和"治近视"是两个概念。千万不要贪图表象的视力暂时提高，而导致了近视的恶化。

家长要知道，目前的医学水平没有办法治愈近视。一旦有所突破，一定会先在有公信力的医学杂志上发表研究成果，势必会引起广泛讨论，然后医院会依循医学实证来为患者治疗。

所以，不要轻信民间偏方，以免延误治疗时机。

二十四、近视研究新发现：
临床数据显示有一种眼药水有助于防控近视

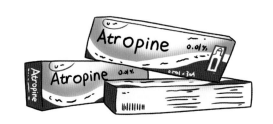

　　阿托品是临床最早用于治疗近视的药物，也是目前唯一经循证医学证实可治疗近视的药物。2015 年 Chia 团队在 Ophthalmology 发表了阿托品延缓近视进展的相关研究，发现给近视儿童使用 0.01% 的阿托品眼药水能有效延缓近视的加深速度，持续使用 2 年后再停药 1 年，近视的反弹现象并不明显。此后又进行了为期 5 年的试验，也得出了相同的结论，同时还发现不良反应较少。温州医科大学附属眼视光医院的研究团队进一步夯实了阿托品控制近视的疗效。通过对已发表的 6000 多篇有关近视控制论文分析研究，将 16 种控制近视的方法进行有效性比较，结果发现，近视控制效果最好的前三位均为阿托品（高、中、低三种浓度），这一成果已于 2016 年在 Ophthalmology 上发表。（以上内容引自《近视防控矍佳 2018 观点》）近几年，低浓度阿托品滴眼液用于控制儿童青少年近视的新发现也得到了很多眼科专家的科普宣传，2016 年北京同仁医院的知名眼科专家王宁利院长在中央电视台的《健康之路》节目中也充分肯定了该药水对防控近视的积极作用。

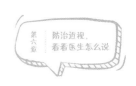

长期使用阿托品可能会引起一些不良反应：瞳孔放大、畏光和视近模糊、眼压变化、停药后反弹、视网膜和视神经的光损伤、过敏问题、对睑板腺和泪液的影响等，但这些反应会随着浓度的降低而相应减弱。

虽然低浓度阿托品滴眼液安全性较高，但由于其控制近视的作用机制和长期有效性尚不明确，有关研究仍在继续中，所以，建议家长谨慎对待。

目前，0.01% 的阿托品眼药水已经在我国台湾等少数地区批准生产，得到应用推广。但是，现阶段我国大陆药监部门还没有批准生产用于儿童近视控制的低浓度阿托品滴眼液，所以在大陆目前尚没有用于儿童近视控制的 0.01% 的阿托品滴眼液药品。目前也有一些医疗机构用人工泪液把阿托品稀释成浓度 0.01% 的眼用滴液，让孩子每天睡觉之前使用，从而用来做临床研究（已通过医学伦理论证，家属签属知情同意书，在医生的密切监控下使用）。可喜的是，国家药品监督管理局于 2018 年 10 月 26 日受理了新药硫酸阿托品滴眼液的注册要求，批准同意开展延缓儿童近视进展的临床试验（通知书号：CXHL1800178）。这个好消息也给一些近视防控无望的高危近视儿童带来了新的希望。

二十五、孩子的近视超常发展，有手术可以控制吗

有！有一种控制近视的手术叫"后巩膜加固术"。顾名思义，就是对眼球进行加固，稳定眼轴。

该手术的原理是应用加固材料紧贴眼球后极部变薄的巩膜壁，使该区巩膜壁厚度及韧度增加，控制眼球扩张，从而有效地控制病理性近视的度数发展。

后巩膜加固手术有 50 年历史了，已经在很多国家开展，临床上也有大量病人接受了该手术，目前在中国已经很成熟了，而且从术后追踪的效果看，手术不但可以预防高度近视的进一步发展，还能帮助控制各类眼部并发症。

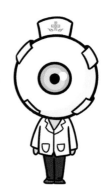

以下人群，可重点考虑该手术：

成年人近视度数超过 800 度（-8.00D），眼轴长度超过 26mm，每年进展 ≥ 100 度的。

儿童青少年近视屈光度超过 400 度（-4.00D），眼轴 > 25mm，每年进展 ≥ 100 度的。

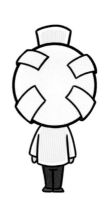

确诊为有明确遗传倾向的病理性近视。

确诊为后巩膜葡萄肿。

高度近视眼，且伴有黄斑病变、眼底病变者。

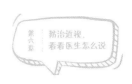

二十六、生活中，怎么预防高度近视的并发症

对于儿童青少年高度近视或病理性近视患者，我们应充分知晓疾病的危害，积极采取预防措施避免发生并发症，降低危害。同时还应做到：

☑ 1.要有良好的护眼生活方式，须比一般近视者更注意养成良好的用眼习惯。

☑ 2.至少每半年到眼科做眼底散瞳检查，预防眼底发生改变。

☑ 3.要加强自我保护意识，避免跳水、碰撞、屏气、提重物等对眼球形状、压力产生剧烈改变的活动。不宜做剧烈爆发性运动，避免眼球受到撞击产生损伤。

☑ 4.视力突然变得很差或看东西扭曲变形，可能发生了视网膜脱离或黄斑病变，应立即到医院请眼科医生诊治。

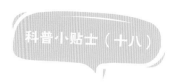
科普小贴士（十八）

高度近视并发症

高度近视本身不会导致失明，主要是高度近视的并发症会导致失明的风险大大增加。高度近视的并发症主要是：

1.视功能明显受损，矫正视力降低（戴眼镜后明显低于1.0的视力）。

2.发生程度不等的眼底病变，如近视弧形斑、豹纹状眼底。

3.黄斑部出血或形成新生血管膜。

4.视网膜周边部格子样变性、囊样变性。

5.在年龄较轻时出现玻璃体液化、混浊和玻璃体后脱离等。

6.与正常人相比，发生视网膜脱离、撕裂、裂孔、黄斑出血、新生血管和开角型青光眼的危险性要大得多。

7.常由于眼球前后径变长，眼球较突出，眼球后极部扩张，形成后巩膜葡萄肿。

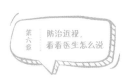
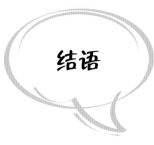

结语

近视防控关键四阶段

幼儿期	存远视	幼儿阶段是关键期，用心守护"远视储备"，为孩子在小学阶段不近视存入更多的"本钱"。
小学生	不近视	小学阶段的课业尚轻，家长孩子应抓住这个大好时机来保护视力，认真落实各项护眼措施，确保这个阶段不近视。
初中生	迟近视	初中阶段的眼睛发育相对放缓，这时继续保持良好的用眼习惯，就能继续推迟近视发生。
高中生	低近视	高中阶段的眼睛已经日趋稳定，此时采取科学的方法加以防控近视，未近视防近视，已近视控加深，就较容易做到一生远离高度近视的危害。

众人拾柴，照亮未来

科普知识早知晓，	家长处处要身教。
孩子自身要做到，	亲子关系须搞好。
学校措施见实效，	科学防治务提早。